内分泌代谢病中医诊疗手册

倪青 主编

科学技术文献出版社
SCIENTIFIC AND TECHNICAL DOCUMENTATION PRESS
·北京·

图书在版编目（CIP）数据

内分泌代谢病中医诊疗手册 / 倪青主编. —北京：科学技术文献出版社，2017.12
（2024.11重印）

ISBN 978-7-5189-3721-9

Ⅰ.①内… Ⅱ.①倪… Ⅲ.①内分泌病—中医诊断学—手册 ②内分泌病—中医治疗学—手册 ③代谢病—中医诊断学—手册 ④代谢病—中医治疗法—手册

Ⅳ.① R259.8-62

中国版本图书馆 CIP 数据核字（2017）第 305639 号

内分泌代谢病中医诊疗手册

策划编辑：付秋玲　责任编辑：付秋玲　韩雅丽　责任校对：文　浩　责任出版：张志平

出　版　者	科学技术文献出版社	
地　　　址	北京市复兴路15号　　邮编　100038	
编　务　部	（010）58882938，58882087（传真）	
发　行　部	（010）58882868，58882874（传真）	
邮　购　部	（010）58882873	
官方网址	www.stdp.com.cn	
发　行　者	科学技术文献出版社发行　全国各地新华书店经销	
印　刷　者	北京虎彩文化传播有限公司	
版　　　次	2017 年 12 月第 1 版　2024 年 11 月第 4 次印刷	
开　　　本	710×1000　1/16	
字　　　数	163千	
印　　　张	10.25	
书　　　号	ISBN 978-7-5189-3721-9	
定　　　价	48.00元	

内分泌代谢病中医诊疗手册

编委会

主　编：倪　青
副主编：史丽伟　倪炎炎
编　委：安　然　陈　惠　程若东　杜立娟
　　　　计　烨　刘　瑜　李云楚　李晓文
　　　　孟　祥　倪　青　倪炎炎　倪　恬
　　　　孙朦朦　史丽伟　童　楠　王　凡
　　　　汪升蕙　王佳笑　杨亚南　张红红
　　　　臧东静　左舒颖　张美珍　张笑栩
　　　　张月颖

内容提要

本书根据循证临床证据，厘定糖尿病前期、1 型糖尿病、2 型糖尿病、妊娠糖尿病、继发性糖尿病、儿童糖尿病、老年糖尿病、血脂紊乱、代谢综合征、肥胖症、多囊卵巢综合征、溢乳闭经综合征、更年期综合征、原发性骨质疏松症、高尿酸血症与痛风、甲状腺功能亢进症、甲状腺功能减退症、单纯性甲状腺肿、甲状腺结节、慢性淋巴细胞性甲状腺炎、亚急性甲状腺炎等常见内分泌代谢病的最新中医诊断与治疗方案，供临床工作中参考使用。

本书编写注重临床实用，推荐的治疗手段与方法追求"让事实说话""落脚在证据上"，是内分泌学科中医临床、科研和教学不可多得的参考书、工具书。可供从事内分泌代谢专业的中医临床工作者、研究人员、医学生，在应用中医药防治内分泌代谢病时阅读、借鉴、参考。

前 言

Preface

内分泌代谢学是一门年轻而发展迅猛的学科。1849年德国格丁根的柏尔陶德提出睾丸移植学说，最早建立内分泌学。此后，1856年法国布朗－塞卡证实肾上腺功能、1859年由C.Bermard创立"内环境"概念、1902年英国两位生理学家伯利兹和史达灵发明"胰泌素（胰岛素）"、1905年史达灵提出"激素（荷尔蒙）"概念、1921年奥托发现神经激素和乙酰胆碱。以后迅速明确以合成和分泌激素为主要功能的器官称为内分泌腺体，如垂体、松果体、甲状腺、肾上腺、胰岛、性腺等。许多器官虽非内分泌腺体，但含有内分泌功能的组织或细胞，如脑含有内腓肽和释放因子等、肝含血管紧素原和25羟化成骨固醇等、肾脏含肾素和前列腺素等，同一种激素可以在不同组织或器官合成，如生长抑素可以在下丘脑和胰岛等组织器官合成。认识到内分泌激素如胰岛素、胰高血糖素、生长激素、生长抑素、肾上腺皮质激素等作用，有神经系统如交感神经和副交感神经参与。人体只有神经系统和内分泌系统均正常时，机体内环境才能维持最佳状态。近年来，随着医疗技术的进步和疾病谱变化、全球人口老龄化和公众保健意识的提高，内分泌代谢病发病率逐年上升，已成为普遍的公共卫生问题。

内分泌代谢学已成为内科学的重要分支。广义的内分泌代谢系统疾病主要分为3大类：（1）激素缺乏性疾病；（2）激素过多症候群；（3）内分泌腺体综合征。临床狭义的内分泌疾病分为6类：（1）下丘脑病；（2）垂体病；（3）甲状腺病；如甲状腺功能亢进症、甲状腺功能减退症、单纯性甲状腺肿、甲状腺炎等；（4）甲状旁腺病。如甲状旁腺功能亢进症、甲状旁腺功能减退症等；（5）肾上腺病。肾上腺皮质功能减退症、肾上腺皮质功能亢进症、皮质醇增多症等；（6）胃肠、胰岛疾病。如糖尿病、胰岛素瘤、高血糖素瘤、胃泌素瘤、舒血管肠肽瘤等。随着学科的渗透，现代内分泌学逐渐分化为生殖内分泌学、妇科内分泌学、小儿内分泌学、神经内分泌学、肾脏内分泌学等分支学科。

中医内分泌学科肇始于近代西医学东进后，对血糖、甲状腺激素等与中医"消渴病"与"瘿病"的认识。中医内分泌学科是主要研究气血津液代谢失常所引起的消渴病、瘿病、肥气、骨痹等病症，以及相应的基础与临床的一门中医临床医学三级学科。与西医内分泌学研究糖、脂肪、蛋白质、激素分泌代谢的生理病理一致，是一门与其他生物医学学科相互渗透、融合，集人类功能基因组学、分子细胞生物学、遗传流行病学和临床医学为一体的新兴学科。其学科外延为消渴病及其变证、瘿病、肥气、虚劳、痛风、痹病、痿病等疾病，及其相应临床、科研、教学、信息资源研究，均属于中医内分泌病学病症范围。其所涉及的病种相当于西医的糖尿病及其并发症、甲状腺疾病（甲亢、甲减、甲状腺炎等）、肥胖、代谢综合征、骨质疏松、高尿酸血症与痛风、更年期综合征等，并与其他学科相互渗透、融合，如神经内分泌学、心血管内分泌学、消化道内分泌学、肾脏内分泌学和生殖内分泌学等。中医药不仅在糖尿病及其并发症的治疗方面积累了降低血糖、延缓和逆转并发症的经验。中医药在肥胖、代谢综合征、甲亢、甲减、甲状腺炎、骨质疏松症、高尿酸血症与痛风等方面，均积累了丰富的经验。鉴于以上认识，笔者将这些宝贵的经验整理编辑成册，以供从事内分泌专业的临床工作者、研究人员、医学生，在应用中医药防治内分泌代谢病时借鉴、参考。

中国中医科学院广安门医院　内分泌科　倪青
2017 年 10 月 20 日

目 录
Catalog

第一章　糖尿病前期

糖尿病前期是指血浆葡萄糖测定值介于正常和糖尿病之间的状态。包括空腹血糖调节受损（IFG）和葡萄糖耐量异常（IGT），二者可单独或合并出现，统称为糖调节受损（IGR），代表了正常葡萄糖稳态和糖尿病高血糖之间的中间代谢状态，为一种亚临床状态。IGR是发展为糖尿病及心血管病变的危险因子和标志，在此阶段对其进行早期干预，能逆转血糖恢复到正常水平，预防或延缓糖尿病的发生及发展。

1　诊断

糖尿病前期包括IFG和IGT。糖尿病前期，也称IGR、中间型高血糖（IHG）。其中，IFG的诊断依据——6.1 mmol/L ≤空腹血糖＜ 7.0 mmol/L；IGT的诊断依据——7.8 mmol/L ≤ 75g葡萄糖负荷后2h血糖＜ 11.1 mmol/L。糖尿病前期提示潜在的糖尿病危险。美国糖尿病协会（ADA）2010年指南用"糖尿病高危"代替了"糖尿病前期"的概念，并进一步涵盖了糖化血红蛋白在5.7％～6.4％的患者。能够对糖尿病前期患者进行更为充分、合理的评估。

2　中医治疗

2.1　辨证治疗

（1）气虚证：神疲乏力、少言懒言、动则气短、形体虚胖、困倦思睡、脘腹痞满、腹胀、食欲不振、自汗、头晕、大便稀溏、舌淡、脉弱或脉细弱。治法：健脾益气。方药：参苓白术散加减。人参、白术、茯苓、山药、黄芪、苍术、扁豆、砂仁、薏苡仁、莲子肉、陈皮、甘草等。

（2）肝郁证：情绪低落、急躁易怒、两胁胀满、胸闷、胸痛、腹胀、耳鸣，舌苔白或舌红苔黄，脉弦。治法：疏肝解郁。方药：柴胡疏肝散合越鞠丸加减。陈皮、柴胡、枳壳、芍药、苍术、香附、川芎、神曲、栀子、黄芩、黄连、青皮、薄荷、川楝子等。

（3）阴虚证：潮热、盗汗、五心烦热、口渴多饮、皮肤干燥、双目干涩、腰膝酸软、大便干结，舌红少苔或无苔，脉细数。治法：滋阴补肾。方药：六味地黄丸加减。生地黄、熟地黄、山药、山茱萸、丹皮、茯苓、泽泻、天花粉、麦冬、石斛、枸杞子、女贞子、麦门冬、何首乌、五味子、旱莲草等。

（4）痰湿证：形体虚胖、困倦思睡、肢体沉重、脘腹痞满、头晕、大便黏滞、舌体胖大或苔腻、脉滑。治法：祛湿化痰。方药：六君子汤加减。党参、白术、茯苓、甘草、陈皮、半夏、荷叶、佩兰、黄芪、焦三仙、薏苡仁、白蔻仁、砂仁、黄连、白僵蚕、白芥子等。

（5）血瘀证：面色晦黯、口唇紫黯、肌肤甲错、胸痛、口干饮少、肢体麻木、肢体疼痛、四肢不温、舌黯、舌有瘀斑、舌下静脉青紫，脉涩。治法：活血化瘀。方药：血府逐瘀汤加减。当归、生地、桃仁、红花、川芎、枳壳、赤芍药、柴胡、甘草、桔梗、牛膝、三七、丹参、水蛭、地龙、大黄等。

以上为5种基本证型，临床则多见两证或数证夹杂，如气阴两虚证、脾虚痰湿证、阴虚燥热证、肝郁脾虚证、痰瘀互结证等，可按其舌脉，分别主次，随证治之。

2.2 复方治疗

自拟方健脾益气：人参、葛根、白术、茯苓、山药、黄芪、苍术、玄参、天花粉。26例IGT观察3周，OGTT试验前后对照表明，24例血糖恢复正常。【衡阳医学院学报，2000，28（5）：493】

健脾益阴方：黄芪、山药、玄参、苍术、葛根、木瓜、枸杞子、生山楂。对新诊断IGT在生活干预的基础上，干预3个月，并与对照组比较，观察血糖及稳态模型B细胞功能、胰岛素抵抗指数、胰岛素B细胞功能指数、早期胰岛素分泌指数等指标变化。结果治疗组的上述指标均较治疗前有明显的改善，优于对照组。【江苏中医药，2012，44（3）：25-27】

益气滋阴方：黄芪10g、桑葚10g、太子参15g、生地10g、玄参10g。治疗形体肥胖、口干多饮、倦怠乏力等症的IGT的FBG患者。结果仅2例发展为糖尿病（6.7%）。【广东医学杂志，2003，24（7）：1012】

乌梅芍药汤：乌梅、芍药、金樱子、山茱萸、党参、白术、山药。通过2个月治疗，14例血糖恢复正常，4例血糖较治疗前改善，2例血糖无明显变化。

【中医药学报，2001，29（5）：11】

芪麦降糖饮：黄芪、葛根、麦冬、知母、女贞子、三七、郁金、生地。与生活方式干预组相对照，对 IGT 干预 2 年，2 年后治疗组 31 例患者中，19 例血糖恢复正常，11 例较治疗前血糖有改善，1 例转为糖尿病，而生活方式干预组 33 例中，7 例血糖恢复正常，6 例转化为糖尿病，20 例仍为糖耐量低减状态。【四川中医，2004，22（10）：32-33】

降糖补肾方：狗脊、川续断、女贞子、旱莲草、地骨皮、生黄芪、生地、葛根、黄连、桑白皮、知母。对 IGT 患者进行 6 个月的干预，对照组采用生活方式干预，两组治疗后糖代谢正常转化率明显优于对照组。【中国中西医结合杂志，2004，24（4）：318-320】

抑糖合剂：山药、山楂、黄芪、茯苓、山茱萸、桃仁。将 IGT 患者随机分为 3 组，中药治疗组采用抑糖合剂治疗，西药对照组给予阿卡波糖治疗，设立空白对照组。治疗 12 个月，中药合剂治疗可改善 IGT 患者的糖耐量异常、血脂紊乱，提高胰岛素敏感性，并在提高胰岛素敏感性方面优于阿卡波糖。【新中医，2007，39（9）：88-90】

化浊抑糖丸：地黄 10g、黄连 10g、水蛭 10g、丹参 15g、山楂 20g、决明子 10g、茯苓 10g、泽泻 15g。本方以清热化浊、祛痰活血为治疗原则干预糖尿病前期患者，治疗组 34 例用化浊抑糖丸，对照组 34 例血压高者给予降压药，血脂高者给予降脂药，不予其他治疗，观察 2 个疗程。治疗组治愈率 82.4%、总有效率 97.8%，对照组治愈率 56.4%、总有效率 73.9%。【河南中医，2007，27（8）：40-41】

益气固本降浊方：地骨皮 10g、生地 15g、山茱萸 10g、葛根 20g、泽泻 12g、茯苓 12g、山药 15g、沙苑子 12g、北沙参 10g、黄芪 20g、丹参 20g、法半夏 10g、鬼箭羽 10g。用本方作为试验方剂治疗脾肾亏虚为本、瘀浊之邪为标的肥胖型空腹血糖受损患者。治疗组在生活干预基础上服用益气固本降浊方，对照组只进行生活干预，治疗 6 个月。总有效率治疗组 95%，对照组 75%。【中国当代医药，2010，17（28）：86-87】

补肾祛痰方：熟地、山茱萸、山药、泽泻、丹皮、茯苓、半夏、陈皮、丹参、枸杞子、山楂。用本方作为试验方剂将 90 例 IGT 患者随机分为治疗组（补肾祛痰方）45 例，对照组（二甲双胍）45 例。治疗组总有效率 88.89%，对照组总有效率 84.4%。【四川中医，2007，25（5）：44-45】

2.3 中成药

（1）六味地黄丸。为传统补阴之主方。由熟地黄、山茱萸、山药、泽泻、丹皮、茯苓组成。现代药理研究表明，六味地黄丸能够延缓 OLETF 鼠餐后高血糖的出现、降低糖尿病发病率，具有预防糖尿病发生的作用。这种预防作用可能与增加脂肪组织中脂联素表达，增加脂肪组织对胰岛素的敏感性，从而改善外周组织胰岛素抵抗有关。临床观察证实六味地黄丸可显著降低空腹血糖、2h 餐后血糖水平，并大大降低 IGT 患者发展成糖尿病的年转率。【辽宁中医杂志，2002，29（12）：758-759】

（2）玉泉丸。由粉葛根、天花粉、地黄、五味子、麦冬、甘草组成。功能养阴生津、止渴除烦、益气和中。用于阴虚内热所致的消渴，症见多饮、多食、多尿，糖尿病前期见上述证候者亦可选用。玉泉丸一方面可通过改善胰岛素敏感性发挥其防治糖尿病慢性并发症的作用，另一方面也可调节血脂代谢，改善糖尿病患者大血管病变以及微血管病变，已有试验为临床应用该药以改善糖尿病慢性并发症提供了一定的依据，其详细作用机理有待进一步研究。【长春中医药大学学报，2009，25（4）：529-530】

（3）芪药消渴胶囊。由西洋参、黄芪、生地黄、山药、山茱萸、枸杞子、麦门冬、知母、天花粉、葛根、五味子、五倍子组成。功能为益气养阴、健脾补肾。用于非胰岛素依赖型糖尿病（属气阴不足、脾肾两虚证）的辅助治疗。证见气短乏力、腰膝酸软、口干咽燥、小便数；或自汗、手足心热、头眩耳鸣、肌肉消瘦、舌红少苔或舌淡体胖等。该药采用气阴双补，胰肾并调的治疗原则，通过补益脾胃后天之本，化生气血津液，滋养胰岛，修复胰岛细胞的损伤，恢复其分泌胰岛素的功能；通过补肾，滋养阴液之本，调整阴阳平衡，从根本上纠正糖尿病"阴虚燥热"的病理状态，恢复人体正常血糖代谢水平。临床研究发现该药不单适应于 2 型糖尿病的治疗，还可通过不同的干预途径改善高脂饮食诱导生长模型大鼠 IR，降低血清炎症因子水平，并改善其葡萄糖代谢水平和（或）脂代谢以减轻或延缓肝脏尤其是骨骼肌胰岛素抵抗的发生和发展。有一定延缓或阻止 2 型糖尿病的发生发展作用，较单纯生活方式干预持久有效。【中国中西医结合杂志，2012，32（12）：1628-1631】

（4）参芪降糖颗粒。由人参、黄芪、生地黄、麦冬、枸杞子、五味子、山药、茯苓、覆盆子、天花粉等药组成。方中人参味甘能守、微苦补阴、温能助阳。临床观察该药对 IGT 有良好的干预作用，药理研究表明，该药有调节受体水平作用（向有利于糖代谢正常化方向），对应激性高血糖、胰岛损伤性高血糖、糖代谢异常后的脂质过氧化物以及细胞受体有调节代谢作用。且能对人胚二倍体细胞的生长与代谢产生影响，特别是对晚代细胞的增殖和细胞内糖原含量有正向促进作用。【广东医学院学报，2011，29（4）：445-446】

（5）糖脉康颗粒。由黄芪、生地黄、丹参、牛膝、麦冬、黄精等组成。功效养阴清热、活血化瘀、益气固肾。临床观察发现其对 2 型糖尿病前期患者的降糖效果与二甲双胍相当，但其降脂作用及改善临床症状作用优于二甲双胍。提示糖脉康颗粒适宜于 2 型糖尿病合并高脂血症的患者。【中国全科医学，2012，15（11）：3897-3899】

（6）天芪降糖胶囊。由黄芪、天花粉、女贞子、石斛、生晒参、地骨皮、黄连（酒蒸）、山茱萸、墨旱莲、五倍子组成。其对胰岛素及 C- 肽的分泌无明显影响，可能通过改善靶细胞对胰岛素的敏感性，逆转胰岛素抵抗或促进肝糖原合成，减少肝糖输出等机制发挥降糖作用。【中华中医药杂志（原中国医药学报），2012，27（4）：1155-1160】

2.4　单味中药治疗

（1）人参：性平、微温，味甘、微苦。归脾、肺、心经。功效为大补元气、复脉固脱，补脾益肺、生津止渴、安神益智。其有效成分人参多肽可促进糖原分解，抑制乳酸合成肝糖原，还能刺激琥珀酸脱氢酶 / 细胞色素氧化酶的活性，使糖的有氧氧化作用增强。人参皂苷既可增加肝葡萄糖激酶活性，加速葡萄糖氧化，又增加肝糖原合成，进而降低血糖。人参水提物不仅具有较强刺激胰岛 B 细胞分泌胰岛素的作用，而且可增强葡萄糖对胰岛素的敏感性，抑制肾上腺素引起的小鼠血糖升高，抑制脂肪组织释放游离脂肪酸。人参皂苷 Rb3 能够增强 C2C12 骨骼肌细胞对葡萄糖的摄取，降低糖尿病小鼠口服糖耐量试验中血糖-时间曲线下面积，具有一定糖耐量的作用。【吉林农业大学，2011，6】

（2）黄芪：性微温，味甘。归肺、脾、肝、肾经。功效为益气固表、敛汗固脱、托疮生肌、利水消肿。黄芪提取物黄芪总苷（ AST ）和黄芪多糖（ APS ）能提高高脂饮食饲养联合低剂量注射 STZ 诱导的糖尿病大鼠骨骼肌中蛋白激酶、葡萄糖转运蛋白 4 表达水平。提高肌细胞对葡萄糖的摄取和利用，从而改善胰岛素抵抗。黄芪多糖可通过减少 p-PERK 的表达缓解 2 型糖尿病大鼠的内质网应激，增加胰岛素敏感性。【中国医院药学杂志，2008，28（13）：1058-1061】

（3）葛根：性凉，味甘。归脾、胃经。功能为发表解肌、透疹、升阳止泻、生津止渴。其主要有效成分葛根素对 IGT 大鼠模型进行干预，结果显示葛根素和能抑制蛋白非酶糖基化反应和醛糖还原酶活性，提高胰岛素敏感性，改善高胰岛素血症。另有研究表明，葛根提取物作用于地塞米松诱导的胰岛素抵抗的 3T3-L₁ 脂肪细胞，可明显降低细胞培养基中的葡萄糖水平，说明葛根能改善脂肪细胞的胰岛素抵抗，增强其对葡萄糖摄取利用的能力，从细胞水平阐明了葛根具有改善胰岛素抵抗的作用。【中国药物与临床，2007，7（8）：576-579】

（4）山药：性平，味甘。归脾、肺、肾经。功能为补脾止泻、养阴益肺、补肾固精、生津止渴。研究发现山药多糖可增加胰岛素分泌、改善受损的胰岛 B 细胞功能，山药对 STZ 诱导的糖尿病动物试验有降糖作用，其机制为山药多糖在提高糖分解过程中起着重要作用，并与酶 HK、MDH、SDH 的活性有关。【山东中医杂志，2004，23（4）：230-231】

（5）山茱萸：性微温，味酸、涩。归肝、肾经。功效为补益肝肾、收敛固涩、固精缩尿、固崩止带、收敛止汗、生津止渴。山茱萸提取物齐墩果酸可以调节神经末梢释放乙酰胆碱，从而激活大鼠胰岛 B 细胞 M3 受体，增加胰岛素分泌，导致血糖下降。此外，山茱萸甲醇提取物 CO-W-M2 还能减少肝脏葡萄糖异生基因的表达，保护胰脏 B 细胞免受损伤，提高胰岛素分泌。【Neuroscience Letters，2006，404（1-2）：112-116】

（6）黄连：性寒，味苦，无毒。归心、脾、胃、肝、胆、大肠经。功能为清热燥湿、泻火解毒。研究证明其主要成分小檗碱可过增加肝细胞的葡萄糖消耗量来实现降糖作用，与二甲双胍类似，是不依赖于胰岛素的独立作用。另有学者运用正糖高胰岛素钳夹实验证实小檗碱对胰岛素抵抗动物模型具有胰岛素增敏作用。【中华内分泌代谢杂志，2002，18（6）：488-489】

（7）大黄：性寒，味苦。归胃、大肠、肝、脾经。功效为攻积滞、清湿热、泻火、凉血、祛瘀解毒。大黄的乙醇提取物可通过降低 FFA 水平、TG、TC、LDL 水平，显著提高糖尿病肥胖大鼠的胰岛素敏感性。体外实验显示大黄用传统煎煮法得汤汁后的乙醇提取物可显著抑制 α - 葡萄糖苷酶活性。大黄的有效成分大黄酸不仅能在体外明显抑制系膜细胞乙糖胺通路的关键性限速酶：谷氨酰胺 -6- 磷酸果糖乙酰转换酶（GFAT）的活性，而且也在体内明显抑制糖尿病大鼠肌肉组织中 GFAT 的活性。在小剂量 STZ 诱导的 2 型糖尿病大鼠模型，通过胰岛素抑制试验证实，大黄酸能明显降低糖尿病大鼠血浆

稳态葡萄糖水平（SSPG），提高胰岛素敏感性。【实用糖尿病杂志，2008，（1）：40-41】

（8）五味子：性温，味酸、甘。归肺、心、肾经。功能为收敛固涩、益气生津、补肾宁心。基础研究表明经 CO_2 超临界萃取制成的北五味子油可以显著降低四氧嘧啶致糖尿病小鼠的血糖，明显升高血清胰岛素，降低胰高血糖素；免疫组化显示胰岛 B 细胞阳性表达数明显增多，胰腺形态组织学观察表明胰岛分泌细胞形态结构有较大的改善，分泌细胞数目增多，尤其是 B 细胞增加，与模型组比较有明显的好转。细胞损伤，调节胰岛素和胰高血糖素含量治疗糖尿病。【中国中医药科技，2007，14（3）：177-178】

（9）丹参：性微寒，味苦。入心、肝经。功能为活血调经、祛瘀止痛、凉血消痈、清心除烦、养血安神。现代药理学研究证实丹参可通过改善微循环，改善机体组织缺血缺氧，从而改善胰腺缺血，以及丹参可清除氧自由剂，改善组织细胞缺血缺氧，从而调节糖代谢紊乱状态。其中丹参酮ⅡA 药理作用相当广泛，可抑制血小板聚集，改善血液流速和流量，扩张微循环，增加末梢组织对血氧的利用，改善神经内膜的缺氧，抑制醛糖还原酶等。丹参酮ⅡA 治疗 2 周后，糖尿病患者的 HOMA-IR 明显下降，提示丹参酮ⅡA 可以改善胰岛素敏感性。【江西医学院学报，2009，49（4）：90-92】

此外，天花粉、石斛、苍术、黄精、栀子、桑叶等中药均被研究证实有改善糖耐量，增加胰岛素敏感性等作用。

2.5 非药物治疗

（1）情志：情志因素与糖尿病患者密切相关。精神紧张、焦急忧虑、发怒恐惧是诱发糖尿病和使病情加重的重要因素。糖尿病前期患者一定要乐观、心胸宽广、处事冷静，保持良好的情绪，预防病情加重。

（2）饮食：参照《饮膳正要》"日食以三餐为宜，早餐早，中餐好，晚餐少"饮食原则。应做到饮食有节，避免五味偏嗜。需适当进行生活节制和慎咸食及面。建议糖尿病前期者日常少食多餐，饮食以清淡、膳食纤维为主，避免油炸食物、西式快餐。

（3）运动：运动时应强调意守、调息、动形的平衡统一。运动应循序渐进，适度适量，持之以恒，坚持不懈。单纯糖尿病前期体质强壮者可采用跑步、登山、游泳、打球等强度较大的运动项目，体质虚弱者可采用太极拳、八段锦等强度较小的活动。

第二章　2型糖尿病

糖尿病（diabetes mellitus，DM）是由于胰岛素分泌绝对或相对不足（胰岛素分泌缺陷），以及机体靶组织或靶器官对胰岛素敏感性降低（胰岛素作用缺陷）引起的以血糖水平升高，可伴有血脂异常等为特征的代谢性疾病。2型糖尿病（Type 2 diabetes mellitus，T_2DM）是具有显著的胰岛素抵抗为主伴有胰岛素相对不足，或有胰岛素分泌不足为主伴或不伴有胰岛素抵抗所致的糖尿病，为非胰岛素依赖型糖尿病。它是一种慢性、渐进性发展的疾病，病情较轻时常无症状或症状轻微，随着病情的缓慢进展，临床症状和体征会逐渐加重。

1　诊断

目前常用的诊断标准和分类有 WHO（1999年）标准和 ADA（2003年）标准。糖尿病的临床诊断依据静脉血浆血糖，我国目前采用 WHO（1999年）糖尿病诊断标准和糖代谢状态分类标准：①典型糖尿病症状（多饮、多食、多尿及不明原因的体重下降）加上随机血糖检测 ≥ 11.1 mmol/L，和（或）空腹血糖检测 ≥ 7.0 mmol/L，和（或）OGTT 后 2 小时血糖检测 ≥ 11.1 mmol/L；②无糖尿病症状者，另日重复测定血糖，两次空腹血糖检测 ≥ 7.0 mmol/L，或两次随机血糖检测 ≥ 11.1 mmol/L，或一次空腹血糖检测 ≥ 7.0 mmol/L 和一次 OGTT 后 2 小时血糖检测 ≥ 11.1 mmol/L。（空腹状态是至少 8 h 没有进食热量；随机血糖指不考虑上次用餐时间，一天中任意时间的血糖。）

部分国家将糖化血红蛋白（HbA1c）作为筛查糖尿病高危人群和诊断糖尿病的一种方法，2010年 ADA 指南已将 HbA1c ≥ 6.5% 作为糖尿病诊断标准之一，2011年 WHO 也建议在条件具备的国家和地区采用这一切点诊断糖尿病，但鉴于 HbA1c 检测在我国尚不普遍，检测方法的标准化程度不够，测定 HbA1c 的仪器和质量控制尚不能符合目前糖尿病诊断标准的要求，故在我国将之作为诊断疾病的参考，不推荐采用 HbA1c 诊断糖尿病。

2　中医治疗

2.1　辨证治疗

（1）阴虚热盛证：五心烦热，急躁易怒，口干口渴，渴喜冷饮，易饥多食，时时汗出，少寐多梦，溲赤便秘，舌红赤，少苔，脉虚细数。治法：滋阴降火。方药：玉女煎加减。生石膏、知母、生地黄、麦冬、黄连、栀子、牛膝等。

（2）气阴两虚证：消瘦，倦怠乏力，气短懒言，易出汗，胸闷憋气，脘腹胀满，腰膝酸软，虚浮便溏，口干口苦，舌淡体胖，舌薄白干或少苔，脉虚细无力。治法：益气养阴。方药：黄芪生脉饮合六味地黄汤加减。黄芪、麦冬、五味子、熟地黄、山药、茯苓、泽泻、丹皮、山茱萸、太子参、元参、葛根、桑寄生、丹参、酸枣仁等。

（3）阴阳两虚证：小便频数夜尿增多，浑浊如脂如膏，甚至饮一溲一，五心烦热，口干咽燥，耳轮干枯，面色黧黑，畏寒肢凉，面色苍白，神疲乏力，腰膝酸软，脘腹胀满，食纳不香，阳痿，面目浮肿，五更泄泻，舌淡体胖，苔白而干，脉沉细无力。治法：滋阴补阳。方药：桂附地黄汤加减。制附子、桂枝、熟地、山药、山萸肉、泽泻、丹参、干姜、炒白术、炙甘草、猪苓、制大黄等。

（4）肝胃郁热证：脘腹痞满，胸胁胀闷，面色红赤，形体偏胖，腹部胀大，心烦易怒，口干口苦，大便干，小便色黄，舌质红，苔黄，脉弦数。治法：开郁清热。方药：大柴胡汤加减。柴胡、黄芩、清半夏、枳实、白芍、大黄、生姜等。

（5）胃肠实热证：脘腹胀满，痞塞不适，大便秘结，口干口苦，或口臭，或咽干，或牙龈出血，口渴喜冷饮，饮水量多，多食易饥，舌红，边有瘀斑，舌下络脉青紫，苔黄，脉滑数。治法：通腑泄热。方药：大黄黄连泻心汤。大黄、黄连、枳实、石膏、葛根、元明粉等。

（6）脾虚胃热证：心下痞满，胀闷呕恶，呃逆，水谷不消，纳呆，便溏，或肠鸣下利，或虚烦不眠，或头眩心悸，或痰多，舌淡胖，舌下络脉瘀阻，苔白腻，脉弦滑无力。治法：健脾益气、清胃降逆。方药：半夏泻心汤加减。半夏、黄芩、黄连、党参、干姜、炙甘草等。

（7）上热下寒证：心烦口苦，胃脘灼热，痞满不痛，或干呕呕吐，肠鸣下利，手足及下肢冷甚，舌红，苔黄根部腐腻，舌下脉络瘀阻，脉弦滑。治法：清上温下。方药：乌梅丸加减。乌梅、黄连、黄柏、干姜、蜀椒、附子、当归、肉桂、党参等。

（8）兼夹证

①瘀证：胸闷刺痛、肢体麻木或疼痛、疼痛不移、肌肤甲错、健忘心悸、心烦失眠、或中风偏瘫、语言謇涩，或视物不清，唇舌紫黯，有瘀斑，舌下络脉青紫迂曲，苔薄白，脉弦或沉而涩，治则：活血化瘀。方药：桃红四物汤加减。地黄、川芎、白芍、当归、桃仁、红花等。

②痰证：嗜食肥甘、形体肥胖、呕恶眩晕、口黏痰多，食油腻加重，舌体胖大，苔白厚腻，脉滑。治则：行气化痰。方药：二陈汤加减。半夏、陈皮、茯苓、甘草、枳实、竹茹、黄连、大枣等。

③湿证：头重昏蒙，四肢沉重，遇阴天加重，倦怠嗜卧，脘腹胀满，食少纳呆，便溏或滞黏不爽，舌胖大，边齿痕，苔腻，脉弦滑。治则：健脾燥湿。方药：三仁汤加减。杏仁、蔻仁、薏苡仁、厚朴、半夏、通草、滑石、竹叶等。

④浊证：腹部肥胖，实验室检查血脂或血尿酸升高，或伴脂肪肝，舌胖大，苔腐腻，脉滑。治则：消膏降浊。方药：大黄黄连泻心汤加减。大黄、黄连、枳实、石膏、葛根、元明粉、红曲、生山楂、五谷虫、西红花、威灵仙等。

以上为常见的基本证型和兼证，临床则多见两证或数证夹杂，治疗时可按其舌脉，分别主次，随证治之。

2.2 复方治疗

大柴胡汤合三黄汤：柴胡、白芍、黄芩、清半夏、黄连、黄柏、大黄、茯苓、大枣、干姜等。治疗33例糖尿病肝胃郁热证患者，显效14例，好转15例，无效4例，有效率为84.87%，说明该方对于糖尿病早期治疗具有一定效用，对其发病与并发症的预防有提前干预作用。【中国医药指南，2008，13：96-97】

古瓦汤：党参、苍术、茯苓、知母、天花粉、柴胡各15 g，羌活、升麻、五味子、黄芩、地骨皮各10 g，黄芪、山药、麦门冬、葛根、生地黄、石膏、黄连、鸡内金、甘草等。治疗2型糖尿病患者86例，总有效率达82.56%。【陕西中医，2008，10：1318-1319】

健脾化痰清热方：黄芪 15 g、山药 15 g、玄参 10 g、苍术 10 g、绿豆衣 15 g、薏苡仁 15 g、黄连 5 g、茯苓 10 g 等，治疗湿热困脾证 2 型糖尿病 105 例，研究结果发现血清中 CRP、IL-6 水平下降明显。【中华中医药学刊，2009，01：221-223】

加味白术散：黄芪 30 g、党参 20 g、茯苓 10 g、白术 15 g、葛根 15 g、藿香 8 g、佩兰 8 g、当归 10 g、地龙 8 g、赤芍 6 g、川芎 6 g、桃仁 6 g 等。治疗肥胖 2 型糖尿病 32 例，能改善临床症状，降低 BMI，改善糖、脂代谢，并且能显著增加胰岛素敏感性。【现代中西医结合杂志，2008，22：3415-3416】

疏肝健脾汤：生黄芪、太子参、山药、白术、茯苓、黄连、柴胡、天花粉、白芍、石斛、枳壳、甘草等。治疗肝郁脾虚型 2 型糖尿病 120 例，发现空腹血糖与餐后 2 h 血糖及有效率均有明显效果。【深圳中西医结合杂志，2009，06：384-385】

自拟疏肝滋肾宁心方：郁金 15 g、柴胡 5 g、佛手 10 g、白芍 10 g、合欢皮 10 g、栀子 15 g、茯苓 15 g、天冬 15 g、五味子 10 g、太子参 15 g 等，治疗肝郁阴虚型 2 型糖尿病患者 68 例，结果糖尿病痛苦量表（DDS 评分）、证候积分、FPG、2hPG、HbA1c 均有明显效果。【光明中医，2013，06：1131-1132】

乌梅丸化裁方：乌梅 15 g、黄芩 15 g、黄连 10 g、细辛 3 g、连翘 15 g、鬼箭羽 15 g、苍术 15 g、元参 15 g、白芍 20 g、知母 15 g、地骨皮 15 g、山萸肉 20 g 等。治疗 2 型糖尿病 30 例，发现空腹血糖与餐后 2 小时血糖均有明显降低。【临床荟萃，2008，16：1150-1152】

消渴方：生地黄 20 g、玄参 15 g、麦冬 15 g、黄连 6 g、天花粉 15 g、知母 10 g、石膏 15 g、黄精 12 g、五味子 6 g、丹参 12 g、玉竹 15 g、黄芪 12 g、淫羊藿 10 g 等。治疗 2 型糖尿病 45 例，发现可降低口服降血糖药物控制不佳的 T₂DM 的 2hPG、HbA1c，促使患者血糖达标，能减少胰岛素的使用量，降低胰岛素所致低血糖发生率，还能有效改善患者临床症状。【中医学报，2013，08：1215-1217】

消渴安糖方：黄芪 20 g、党参 15 g、山茱萸 10 g、黄连 6 g、沙参 10 g、牡丹皮 12 g、当归 10 g、桃仁 10 g、红花 10 g 等。治疗 2 型糖尿病 20 例，研究结果发现在改善患者 FINS.HOMA-IR、HOMA-IS 以及胰岛素受体数量方面均有明显效果，提示不仅可以降血糖，改善糖尿病患者临床症状，而且可以通过改善胰岛素受体的活性和数量来减轻糖尿病患者的胰岛素抵抗程度。【广西中医药，2009，01：8-10】

活血通络润燥方：生黄芪 30 g、淮山药 30 g、黄连 8 g、地骨皮 15 g、知母 20 g、麦冬 15 g、连翘 20 g 等。治疗 2 型糖尿病 106 例，治疗后患者的 CRP、TNF-α、IL-6 水平均有明显下降。【中华中医药杂志，2013，03：746-748】

滋益方：太子参、黄精、黄芪、虎杖等。治疗气阴两虚型 2 型糖尿病 123 例，研究结果表明患者的 FBG、P2BG、HbAb1c、BMI 均有显著改善，提示可更好地控制血糖，并有利于控制体重增加。【医学研究杂志，2012，01：42-44】

复方石斛合剂：石斛 15 g、黄芪 20 g、丹参 15 g、五味子 8 g、葛根 15 g、生地黄 12 g、玄参 15 g、川牛膝 15 g 等药物组成。治疗 2 型糖尿病 90 例，研究结果表明患者的 FPG、2hPG、HbA1c、HOMA-IR、TC、TG 指标均有显著改善，提示其对降低 T2DM 患者的血糖、血脂、减轻胰岛素抵抗有确切的疗效。【中华中医药学会、中华中医药杂志社，2001：4】

温阳化气方：熟附子 15 g、桂枝 10 g、白术 15 g、茯苓 15 g、赤芍 15 g、丹参 30 g、人参 10 g、黄芪 30 g、怀牛膝 30 g、焦山楂 20 g、泽泻 15 g、莲须 10 g、山茱萸 5 g、炙甘草 10 g、干姜 5 枚等。治疗糖尿病 65 例，研究结果发现总有效率为 96.9 %。【实用心脑肺血管病杂志，2009，04：323】

2.3 中成药

（1）参芪降糖颗粒。由人参（茎叶）、五味子、山药、地黄、麦冬、黄芪、覆盆子、茯苓、天花粉、泽泻、枸杞子组成，具有益气养阴、滋脾补肾的功效。临床研究显示在服用二甲双胍肠溶片的基础上用参芪降糖颗粒治疗 2 型糖尿病，可以起到协同降糖作用，比单纯应用二甲双胍具有更好的治疗效果，使患者的血糖水平、糖化血红蛋白、血脂等指标明显改善；提示参芪降糖颗粒具有提高胰岛素敏感性，改善胰岛素抵抗，降低血糖、调节血脂水平等作用，并在改善临床症状、体征方面疗效显著。从而能降低临床不良反应，提高生存质量，防治或延缓并发症的发生。【江西中医药，2008，02：27-28】

（2）玉泉丸。由葛根、天花粉、地黄、麦冬、五味子、甘草六味中药组成，具有益气生津、止渴除烦、滋肾养阴之效。临床研究表明玉泉丸一方面可通过改善胰岛素敏感性发挥其防治糖尿病慢性并发症的作用，另一方面也可通过调节血脂代谢改善糖尿病患者大血管病变以及微血管病变。另有临床研究结果显示玉泉丸不仅具有一定的降糖效应，而且能降低已升高的 CRP、TNF-α、IL-6 的水平，提示它在降低血糖、改善症状的同时，具有降低促炎细胞因子的作用。这可能通过多种环节调整机体的免疫状态，提高了机体的

抗炎潜能而发挥作用。【中国中西医结合杂志，2006，08：706-709】

（3）六味地黄丸。由熟地黄、山萸肉、牡丹皮、山药、泽泻、茯苓。临床研究六味地黄丸治疗糖尿病（肾阴虚证）的疗效，结果提示治疗组总有效率为95.5%；对照组总有效率77.5%。治疗组显著优于对照组，显示差异有统计学意义（P＜0.05）。说明中药六味地黄丸对治疗糖尿病（肾阴虚证）有明显疗效，可提高患者生活质量，值得临床推广使用。另有研究六味地黄丸对早期糖尿病肾病患者AR活性的影响，结果与治疗前相比，两组患者AR值均有所降低，但实验组（1.22±0.24）U/gHb低于对照组（3.02±2.12）U/gHb，说明与对照组相比，实验组患者AR活性的抑制效果更佳，提示六味地黄丸是治疗早期糖尿病肾病的有效药物。【糖尿病新世界，2014，23：17】

（4）芪蛭降糖胶囊。由黄芪、生地黄、黄精、水蛭等组成，具有益气养阴，活血化瘀的功效。研究评价芪蛭降糖胶囊对糖尿病冠心病心绞痛有显著改善，总有效率为92.19%。临床研究评价芪蛭降糖胶囊治疗2型糖尿病下肢动脉硬化闭塞症的总有效率为93.27%，在缓解患者下肢发凉怕冷、酸胀和皮肤紫黯方面，在控制空腹和餐后2小时血糖在8～12周时均效果良好，下肢多普勒超声检查结果也有明显改善。临床观察芪蛭降糖胶囊治疗糖尿病周围神经病变的总有效率86.66%，说明芪蛭降糖胶囊能改善糖尿病周围神经病变患者肢体麻木或伴有疼痛的临床症状，对糖尿病周围神经病变具有较好的疗效。【中国中医药信息杂志，2010，10：9-11】

（5）糖脉康颗粒。由黄芪、生地黄、赤芍、丹参、牛膝、麦冬、黄精等组成，具养阴清热、活血化瘀、益气固肾的功效。已有研究表明，糖脉康颗粒不仅能降低空腹血糖，调节血脂血黏度，还能改善患者DM症状，预防并发症的发生。临床观察糖脉康颗粒治疗2型糖尿病兼中医辨证为气阴两虚及血瘀症患者的血糖、糖化血红蛋白、血脂均有下降，在血液流变学方面，有显著性改变。证明糖脉康颗粒联合西药治疗2型糖尿病伴有慢性并发症患者，有良好的治疗效果。【中国实用医药，2009，29：107-108】

（6）津力达颗粒。由人参、黄精、苍术、苦参、麦冬、地黄、淫羊藿、丹参、何首乌、山茱萸、茯苓、佩兰、黄连、知母、葛根等组成。临床观察津力达颗粒联合瑞格列奈对2型糖尿病能有效保护胰岛B细胞功能。随机双盲、平行对照试验说明津力达颗粒能明显降低糖尿病患者的FPG、2hPG、HbA1c和改善中医症状。【时珍国医国药，2010，05：1119-112】

（7）天麦消渴片。由五味子、麦冬、天花粉和吡考啉酸铬组成的复方制剂，具有益气滋阴、清热生津的功效。临床研究天麦消渴片治疗 2 型糖尿病的临床疗效显著，患者 HbA1c、FBG 改善显著，明显降低 HOMA-IR 和提高 HOMA-IS 幅度，不良反应发生率较低。【中国中医药科技，2011，03：252】

（8）消渴安胶囊。由柴胡、丹皮、赤芍、水蛭、苦瓜、丹参、苍术、花粉、山药、当归等组成。临床观察消渴安胶囊能显著提高 2 型糖尿患者的胰岛素敏感性，改善糖、脂代谢，降低糖化血红蛋白水平，可用于治疗 2 型糖尿患者的胰岛素抵抗。临床研究显示消渴安胶囊联合甲钴胺片口服具有改善糖尿病周围神经病变患者的临床症状，提高神经传导速度的作用，且疗效优于单纯甲钴胺片口服治疗。【中医药临床杂志，2015，04：500-502】

（9）消渴丸。由天花粉、生地黄、葛根、黄芪、山药、五味子、优降糖等组成。是在古方"玉泉散"和"消渴方"的基础上化裁研制而成，该药集中、西药之长，可增强降血糖的作用。临床研究观察消渴丸治疗糖尿病气阴两虚证疗效显著，能够明显改善患者临床症状，并使空腹血糖、餐后血糖及糖化血红蛋白降低。【世界中西医结合杂志，2015，02：223-225】

（10）天芪降糖胶囊。由黄芪、天花粉、人参、女贞子、石斛、旱莲草、地骨皮等组成，具有益气养阴、清热生津、补肾涩精功效。临床研究结果显示，天芪降糖胶囊具有非常显著的降血糖作用，可明显降低空腹血糖、餐后 2 h 血糖、24 h 尿糖定量、糖化血红蛋白。此外，通过观察还发现天芪降糖胶囊有降低凝血因子 I、全血比高切黏度、全血比低切黏度的作用，说明其能降低血液黏稠度。【山东中医药大学学报，2003，03：191-192】

2.4　单味中药治疗

（1）麦冬：甘、微苦，微寒。系百合科多年生沿阶草属植物麦门冬的干燥块根，其有效成分是麦冬多糖。具有生津养阴、清热润燥、除烦消渴的功效，临床上用于热病伤津、心烦口渴、肺燥干咳等症。临床试验服用麦冬多糖胶囊治疗后空腹血糖和餐后 2 h 血糖较治疗前有明显下降，胰岛素抵抗明显改善。认为麦冬多糖胶囊具有降血糖及稳定血糖的作用，能使周围组织对胰岛素抵抗降低。【浙江中西医结合杂志，2002，02：18-19】

（2）天花粉：又名栝楼根，主治热病烦渴、内热消渴、肺热燥咳、疮疡肿毒。其用药最早见于《神农本草经》，主治热病口渴、消渴（糖尿病）、黄疸、肺燥咳血、痈肿、痔瘘。临床上常用的消渴方如玉泉丸、玉液汤、玉女煎等均将天花粉作为主药。现代研究证实，天花粉多糖具有降血糖的活性，

凝集素为天花粉降糖的主要有效部位。【长春中医药大学学报，2012，01：9-11】

（3）黄精：性平、叶甘、入脾、肾、肺经，具有补肾益精、滋阴润燥的功效。黄精多糖是黄精的主要成分之一，文献报道黄精多糖具有降血糖、降血脂、延缓衰老、增强免疫以及抗病毒等诸多药理作用。研究表明黄精多糖能明显降低糖尿病小鼠血糖，显著提高糖尿病小鼠的胸腺、脾脏和肝脏指数，提高血清和肝脏组织中的 T-SOD 和 GSH-Px 活性，降低 MDA 含量，对四氧嘧啶诱导的糖尿病小鼠有一定的保护作用，其机制可能与抗氧化作用有关。【安徽医科大学学报，2008，05：538-540】

（4）人参：味甘、微苦，性温、平。归脾、肺经、心经。具有补气、固脱、生津、安神、益智功效。研究表明人参中治疗糖尿病的有效成分有人参皂苷、人参多糖、人参多肽等。人参治疗糖尿病的有效成分作用机制有抑制食欲和肠道葡萄糖与脂肪的吸收；影响糖脂代谢通路，增加能量消耗；调节过氧化物酶体增殖剂活化受体 γ 活性和表达，改善胰岛素抵抗；促进胰岛素分泌和抗胰岛 B 细胞凋亡；抗氧化应激和抗炎作用等。【长春中医药大学学报，2013，03：539-540】

（5）黄连：黄连性味苦寒，归心、脾、胃、肝、胆、大肠经。具有清热燥湿，泻火解毒之功效，其有效成分为小檗碱，即黄连素。现代药理学研究证实，黄连素具有显著降低胆固醇、改善胰岛素抵抗、抗炎等作用，因而在治疗糖尿病方面将有广泛、重要的应用前景。【实用中医内科杂志，1999，13（3）：22】

（6）生地：性味甘、苦、凉，入心、肝、肾经，能清热凉血，养阴生津。药理研究表明，生地黄具有改善胰岛 B 细胞功能，降低血胰岛素抵抗水平，调节细胞葡萄糖自身平衡，降低肝葡萄糖 -6- 磷酸酶活性，改善脂代谢紊乱，改善肾功能等作用，为生地黄治疗糖尿病及其并发症提供了重要参考。【长春中医药大学学报，2011，04：670-672】

（7）葛根：味辛、甘、凉，归脾、胃经，具有解肌退热、生津止渴之功效。主要化学成分为黄酮类、苷类、萜类、香豆素类等，葛根素为其提取物之一，研究表明葛根素有类似胰岛素的作用，能够增加链脲佐菌素诱导的糖尿病大鼠脂肪细胞葡萄糖转运蛋白 4 的含量，其作用机制可能是通过提高脂肪细胞葡萄糖转运蛋白 4 蛋白的表达，从而提高外周组织对葡萄糖的摄取和利用，促进肝脏糖原的合成来降低血中葡萄糖的浓度，从而预防和治疗糖尿病及其并症。葛根提取物能够明显改善糖尿病大鼠的血糖、血肌酐、24 h 尿

蛋白水平、MDA、T-SOD 活性以及 CAT 含量以及肾脏组织形态。【中国生化药物杂志，2014，08：29-31】

（8）绞股蓝：味苦、性寒，具有清热解毒、补气、止咳、祛痰之功效。研究发现，绞股蓝具有多种生物活性，如调节机体免疫力、抗肿瘤、降低血脂、心血管保护等；含有多种化学成分，其中绞股蓝多糖是其活性成分之一。研究表明，绞股蓝多糖可明显降低 2 型糖尿病大鼠的 FBG、血清 TC、TG、LDL 和丙二醛水平，提高模型鼠的血清 Ins、HDL、超氧化物歧化酶活性。说明绞股蓝多糖对实验性糖尿病大鼠有明显的降血糖、降血脂作用，其作用可能与增加 Ins 水平、增强抗氧化能力有关。【科学技术与工程，2011，24：5754-5758】

（9）山药：味甘、平，归脾、肺、肾经，具有补脾养胃、生津益肺、补肾涩精之功效。主要化学成分为多糖类。研究结果示山药多糖对 2 型糖尿病的治疗机制之一可能是山药多糖直接或间接地提高了糖代谢或关键酶的酶活性。此外，也有报道山药多糖可明显降低四氧嘧啶糖尿病小鼠血糖，认为其作用机制可能与增加胰岛素分泌、改善受损的胰岛 B 细胞功能及清除多余的自由基等有关。【现代预防医学，2010，08：1524-1527】

（10）黄芪：味甘、微温，归肺、脾经。具有补气升阳、固表止汗、利水消肿、生津养血之功效，用于气虚乏力、中气下陷、表虚自汗等症状。主要化学成分为苷类、黄酮类、多糖类等。黄芪多糖降低 STZ 所致糖尿病大鼠血糖，减低尿白蛋白排泄率，降低血浆和肾皮质神经肽 Y 的水平，下调肾皮质NYPmRNA 和 Y2R 蛋白的表达，降低抵抗素 mRNA 的表达；通过增加 2 型糖尿病大鼠脑神经生长因子 mRNA 的表达来改善糖尿病性神经病变；多糖还能增加糖尿病患者内皮祖细胞增殖能力，升高内皮祖细胞磷酸化 Akt 及磷酸化内皮型 NOS 的表达，通过激活 PI3K/Akt/eNOS 信号通路促进内皮祖细胞增殖和向内皮细胞的分化，改善糖尿病血管并发症。【中国组织工程研究与临床康复，2011，15（23）：4272-4276】

（11）桑叶：性寒，味甘、苦，有疏散风热、清肺润燥、清肝明目的功效。近年来研究表明，桑叶富含多糖、黄酮、生物碱等活性成分，具有降血糖、降血脂、抗应激、抗衰老、抗凝血等功效，而桑叶黄酮是其降血糖作用的主要功效成分之一。研究发现桑叶黄酮能明显降低糖尿病小鼠糖化血清蛋白，促进其血清胰岛素、肝己糖激酶的分泌和肝糖元的合成，提高肝 SOD 活力、降低肝 MDA 含量和促进体质量恢复。因而认为桑叶黄酮通过提高糖尿病小鼠抗氧化能力，促进胰岛素分泌；同时具有提高 HK 活力等作用。另有研究显示桑叶总黄酮对 2 型糖尿病大鼠具有较好的抗氧化作用，可以缓解胰岛 B 细胞凋亡的发生。【中国临床药理学杂志，2010，11：835-838】

（12）栀子：为茜草科植物栀子的果实，具有护肝、利胆、降压、镇静、止血、消肿等作用。实验结果表明，栀子提取物各治疗组均能降低由链脲佐菌素导致的糖尿病大鼠的血糖水平，还能降低 LDL-C 及升高 HDL-C，调节大鼠的血脂，并且降低糖尿病大鼠同型半胱氨酸水平，对预防和治疗糖尿病和糖尿病并发症有一定的作用。临床试验表明，栀子苷能显著促进前脂肪细胞对葡萄糖的吸收，栀子苷具有剂量依赖性降低小鼠餐后血糖及糖尿病高血糖的作用。通过基于 PPARγ 受体信号通路的报告基因诱导表达试验，发现栀子苷在体内外的降糖功效，可能与过氧化物酶增殖体激活受体 γ 的激活有关。【四川农业大学学报，2007，04：415-418】

（13）五味子：味酸、甘，性温，归肺、心、肾经，有收敛固涩、益气生津、补肾宁心等功效。五味子中含有木脂素、多糖、挥发油、脂肪酸、维生素和氨基酸等成分。研究结果显示五味子油可显著降低糖尿病大鼠的血糖水平，其高剂量组可使血糖恢复至正常水平；提高胰岛素分泌水平，显著提高胰岛素敏感指数，改善胰岛素抵抗；可减轻糖尿病大鼠胰腺病理学改变，使变小的胰岛体积增大、胰岛 B 细胞数目增多、胰岛素表达提高；还可提高糖尿病大鼠胰腺组织胰岛素和 PDX-1mRNA 表达水平。五味子油可以改善 2 型糖尿病大鼠胰岛素抵抗，减轻胰岛 B 细胞的损伤，增加 B 细胞数量，改善 B 细胞的功能缺陷，提高胰岛素的分泌量，增加胰岛素和 PDX-1mRNA 表达，从而产生降血糖作用。五味子油可降低糖尿病大鼠 FBG、TG、LDH、TC、FINS 水平，升高 HDL 的含量，降低 HOMA-IR。结论五味子油对 2 型糖尿病大鼠有降低血糖、调节血脂代谢紊乱、改善胰岛素抵抗的作用。【中国生化药物杂志，2012，05：612-614】

（14）茯苓：性甘、淡、平，入心、脾、肾经。药理实验表明茯苓具有渗湿利尿、和胃健脾、宁心安神、抑菌、增强机体抗病能力的功效。茯苓多糖是近年来研究较多的一种真菌多糖，占整个茯苓菌核干重的 70% ～ 90%。实验观察到茯苓多糖能降低四氧嘧啶诱导的大鼠血糖升高，并且证实了茯苓多糖的抗脂质过氧化作用，提示了茯苓多糖的降糖机制也许与抑制体内活性氧自由基产生、减少胰岛 B 细胞的损伤有关。【中国医疗前沿，2010，14：12-13】

此外，经现代药理研究及临床试验证实的对糖尿病治疗有效的单味中药还有生地黄、知母、牛蒡子、苦瓜、泽泻、虎杖、玉米须、菟丝子、白芍、苍术、鬼箭羽、仙鹤草、地骨皮、桑白皮、枸杞子、玄参、番石榴叶、藤梨根等。

2.5 非药物治疗

（1）针灸：针灸特定穴位对 2 型糖尿病患者的糖、脂质代谢及胰岛素抵抗具有良性调整作用，针灸的疗效与患者的年龄、肥胖度、病因诱因和病程长短等密切相关。针灸可以明显改善 2 型糖尿病早中期患者的胰岛素抵抗状态，对肥胖患者具有减肥作用。

（2）推拿：推拿手法治疗 2 型糖尿病患者有一定疗效。推拿配合药物治疗 2 型糖尿病具有良好疗效，可能与调节脂类代谢异常、减少胰岛素抵抗有关。推拿、整脊干预 2 型糖尿病患者胰腺自主神经功能，可使血糖降低，对 2 型糖尿病的治疗起到重要作用。

（3）耳穴：2 型糖尿病患者在常规治疗的基础上，加用耳穴埋豆疗法，可有效控制患者的血糖、提高临床总有效率及患者的满意率，疗效明确，并且操作简单、安全无痛，不良反应少，价格便宜，患者易于操作和接受，值得临床推广运用。

（4）情志：情志因素与糖尿病患者密切相关。精神紧张、焦急忧虑、发怒恐惧是诱发糖尿病和使病情加重的重要因素。肝主疏泄，调畅情志，调节气血运行，协调五脏气机升降出入运动，调控整个机体新陈代谢的动态变化。《内经》中有"肝脆则善病消瘅"的记载。郁怒伤肝，易从火化，肝火炽盛灼津，燥热内生而发为消渴。同时，糖尿病日久不愈，患者多忧郁焦虑，精神紧张，使肝失疏泄，气郁更甚，日久影响水液、气血运行，使血液壅滞不行，而致气滞血瘀。进而影响机体，气血瘀阻，瘀久化热，热灼津液，进一步耗上阴津，同时气滞血瘀可进一步影响水液的输布与吸收，使津液匮乏而加重原有的消渴症状。所以糖尿病患者一定要乐观、心胸宽广、处事冷静，保持良好的情绪，预防病情加重。

（5）饮食：参照《饮膳正要》"日食以三餐为宜，早餐早，中餐好，晚餐少"饮食原则。应做到饮食有节，避免五味偏嗜。需适当进行生活节制和慎咸食及面。建议糖尿病患者日常少食多餐，饮食以清淡、膳食纤维为主，避免油炸食物、西式快餐。

（6）运动：糖尿病患者进行运动应在医师指导下进行。当空腹血糖 > 16.7 mmol/L，丰富低血糖或血糖波动较大者、有糖尿病酮症酸中毒等急性代谢并发症，合并急性感染等情况下紧急运动，待到病情控制稳定方可逐步恢复运动。运动时应强调意守、调息、动形的平衡统一。运动应循序渐进，适度适量，持之以恒，坚持不懈。单纯糖尿病体质强壮者可采用跑步、登山、游泳、打球等强度较大的运动项目，体质虚弱者可采用太极拳、八段锦等强度较小的活动。

第三章　儿童糖尿病

儿童糖尿病（juvenile diabetes JD）是指 15 岁以前发病的糖尿病，是由遗传和环境因素综合作用导致胰岛素缺乏或胰岛素作用障碍引起的一组以糖代谢紊乱为主要表现的代谢紊乱综合征，临床以慢性高血糖为主要特征，具有起病急、病情重、多为胰岛素依赖型、预后较差的特点。患儿常在短时间内出现多饮、多尿、多食和体重下降，甚或烦渴、头痛、呕吐、腹痛、呼吸短促，严重者可见昏迷、厥脱危象。

1　诊断

发生于 15 岁以下儿童，符合以下条件：①典型糖尿病症状（多饮、多食、多尿及不明原因的体重下降）加上随机血糖检测 ≥ 11.1 mmol/L，和（或）空腹血糖检测 ≥ 7.0 mmol/L，和（或）OGTT 后 2 小时血糖检测 ≥ 11.1 mmol/L；②无糖尿病症状者，另日重复测定血糖，两次空腹血糖检测 ≥ 7.0 mmol/L，或两次随机血糖检测 ≥ 11.1 mmol/L，或一次空腹血糖检测 ≥ 7.0 mmol/L 和一次 OGTT 后 2 小时血糖检测 ≥ 11.1 mmol/L。注：空腹的定义是至少 8 h 无热量摄入。血糖检测以静脉血浆葡萄糖为准。

2　中医治疗

2.1　辨证治疗

（1）肺热津伤证：烦渴多饮，口干舌燥，多食易饥，尿频量多，色黄味甘，大便干结，舌质红，苔薄黄，脉数。治法：清热润肺，生津止渴。方药：消渴方加减。黄连、黄芩、生地、知母、天花粉、葛根、麦冬、藕汁。

（2）胃热津伤证：消谷善饥，形体消瘦，大便干结，小便频数而量多，舌红苔黄，脉滑实有力。治法：清胃泻火，养阴增液。方药：玉女煎加减。生石膏、知母、黄连、山栀、生地、牛膝、麦冬、黄连。

（3）气阴两虚证：口渴引饮，能食与便溏并见，神疲倦怠，形体消瘦，大便干结，舌淡红，苔白而干，脉弱。治法：益气健脾，生津止渴。方药：党参、黄芪、白术、茯苓、山药、葛根、甘草、天冬、麦冬、木香、藿香。

（4）肾阴亏虚证：尿频量多，混浊如脂膏，头晕耳鸣，腰膝酸软，乏力，口干唇燥，皮肤干燥瘙痒，舌红，苔少，脉细数。治法：滋补肾阴，固本益元。方药：六味地黄丸加减。熟地黄、山萸肉、怀山药、茯苓、泽泻、丹皮、枸杞子、五味子。

（5）阴阳两虚证：小便频数，混浊如膏，甚至饮一溲二，面色黧黑，耳轮枯焦，腰膝酸软，四肢欠温，畏寒面浮，舌淡，苔白，脉沉细无力。治法：滋阴温阳，补肾固涩。方药：金匮肾气丸加减。熟地黄、山萸肉、怀山药、茯苓、泽泻、丹皮、五味子、枸杞子、附子、肉桂。

（6）阴虚阳浮证：尿频量多，烦渴面红，头痛恶心，口有异味，形瘦骨立，唇红口干，呼吸深快，或神昏迷蒙，四肢厥冷，舌质红绛，苔灰或焦黑，脉微数疾。治法：回阳救逆，滋阴潜阳。方药：生脉散合参附龙牡汤加减。人参、麦冬、五味子、附子、陈皮、肉桂、煅龙骨、煅牡蛎。

以上为6种基本证型，临床则多见两证或数证夹杂，临床治疗时可按其舌脉，分别主次，随证治之。

2.2 复方治疗

加减七味白术散：党参（或红参）、葛根、淮山药各5～10 g，白术、乌梅各4～9 g，茯苓5～7 g，藿香、苡仁各4～7 g，谷芽、麦芽各5～9 g，甘草3～6 g，发热者加竹叶3～7 g，知母5～9 g。78例儿童糖尿病病例经治疗后口渴欲饮、小便频数消失，纳食增加，大便正常，治疗时间4～21天，其中治疗1周以内者62例。【新中医，1994，26（12）：18-19】

玉液汤：丹参30 g、生山药50 g、生鸡内金15 g、生黄芪30 g、葛根30 g、花粉15 g、五味子15 g、鬼箭羽30 g等。研究结果表明本方能够有效地降低血糖、减少低血糖和延缓并发症，同时也具有很好的消渴作用，治疗有效率为94.7%。【中国实用医刊，2013，40（14）：22-23】

理中汤合四神丸加减：白术15 g，党参15 g，肉豆蔻15 g，补骨脂10 g，五味子10 g，吴茱萸10 g，炙甘草6 g，干姜6 g。临床结果显示16例儿童糖尿病腹泻患者显效8例（50%），有效6例（37.5%），无效2例（12.5%），总有效率为89.5%，且中医治疗不良反应小。【中国保健营养，2012，（18）：4116-4117】

养肾降糖方：黄芪8g、生地8g、苍术3g、玄参8g、葛根6g、丹参6g、桑寄生6g、熟地8g、天花粉6g、乌梅5g，临床试验中凡百余例，均有显效。【中国当代医药，2010，17（3）：15】

益气养阴化瘀通络汤：枸杞子、麦冬、山药、黄芪各20g，党参、玉竹、丹参、葛根各15g，茜草、白术、鸡内金各10g，黄连3g。36例儿童糖尿病性视网膜病变患者，治疗总有效率为94.44%，中医证候疗效比较结果显示，总有效率为97.22%。【中国中医药现代远程教育，2014，20：18-20】

2.3 中成药

中成药具有便于携带、使用方便等特点，用于临床治疗儿童糖尿病，依从性较强。经文献检索尚未发现有随机对照试验证据支持的中成药，但许多研究证明，应用中成药治疗糖尿病取得较为满意的疗效。对于不同证型的儿童糖尿病，可辨证选用不同种类的中成药。例如，儿童糖尿病肺胃津伤、阴虚内热者，可选用玉泉丸养阴生津、止渴除烦、健脾和中；儿童糖尿病肺胃热炽，耗伤气阴者，可选用降糖宁胶囊益气养阴、生津止渴；对于儿童糖尿病下元虚损，肾气亏虚证，症见尿频量多者，可选用下消丸补肾健脾、固涩缩尿；儿童糖尿病属肾阳不足、阴阳两虚者，可选用桂附地黄丸温补肾阳、固摄下元。需指出，儿童为脏腑娇嫩，应用中成药时用量宜轻，中病即止；且小儿为纯阳之体，温阳之品不可久用。

2.4 单味中药治疗

（1）穿心莲：味苦，性寒。归心、肺、大肠、膀胱经。功能清热解毒、凉血、消肿。主治感冒发热、咽喉肿痛、口舌生疮、顿咳劳嗽、泄泻痢疾、热淋涩痛、痈肿疮疡、毒蛇咬伤。穿心莲内酯是从植物穿心莲叶中提取的化合物。研究发现，穿心莲内酯注射液能降低1型糖尿病大鼠血糖，其降血糖作用与其增加抗氧化酶GSH-Px含量、提高SOD活性有关，并且可能与上调IGF-1表达、激活受体酪氨酸激酶通路有关。【中西医结合心脑血管病杂志，2014，12（11）：1368-1369】

（2）黄芪：性微温，味甘，归肺、脾二经，可"补丈夫虚损，五劳羸瘦，止渴，腹痛泄痢，益气，利阴气"。研究发现，黄芪在体内能够显著降低1型糖尿病小鼠NOS活性，减少NO生成，且与用药剂量有关。【青岛大学医学院学报，2014，50（5）：401-403】

（3）玉竹：味甘，性微寒，入肺、胃经。具有养阴、润燥、除烦、止渴的功效，主治热病伤阴、咳嗽烦渴、虚劳发热、消谷易饥、小便频数等。玉竹含有多糖、甾族化合物、糖苷等成分，具有降血糖、降血脂、抗肿瘤和免疫调节等作用。研究发现，玉竹提取物能明显降低 STZ 诱导的 1 型糖尿病小鼠的血糖，其降糖机制可能与抑制 1 型糖尿病小鼠 Th1 细胞的极化程度，减轻细胞免疫功能对胰岛 B 细胞的破坏有关。【中药药理与临床，2012，28（2）：106-107】

（4）葛根：味甘、辛，性平，归脾、胃经。功能解肌发表，生津止渴，升阳止泻。主治外感发热，头项强痛，麻疹初期、疹出不畅，温病口渴，消渴病，泄泻，痢疾。葛根主要有效成分是黄酮类化合物如葛根素、大豆苷等，研究表明葛根素能通过增加胰岛素抵抗模型大鼠骨骼肌及脂肪组织中胰岛素信号传导通路重要因子蛋白激酶 B、糖原合成酶 -3β 表达及葡萄糖转运体 4（GLU4）的含量，同时促进细胞内 GLU4 向外膜的转位，增强胰岛素生物效应，减轻脂毒性对胰岛素信号传导通路的抑制，从而改善胰岛素抵抗。【中国药理学通报，2004，20（3）：307-310】

此外，经现代药理研究及临床试验证实的对糖尿病治疗有效的单味中药还有人参、党参、白术、玄参、仙灵脾、黄精、山药、熟地、麦冬、知母、花粉、何首乌、五味子、地骨皮、石斛、乌梅、丹参、三七、黄连、泽泻、苍术、茯苓、枸杞子、桑白皮、五倍子、山萸肉等，可根据不同证型及药物性味作用特点灵活选择用于儿童糖尿病的治疗。

2.5 非药物治疗

①情志：情志因素与儿童糖尿病患者密切相关。精神紧张、焦急忧虑、发怒恐惧是诱发糖尿病和使病情加重的重要因素。父母应积极配合医务人员的工作，鼓励患儿树立战胜疾病的信心，老师也应注意孩子心理健康，社会各界也应为孩子创造良好的环境，让患儿健康成长。

②饮食：儿童糖尿病患者要遵循"科学养生、少食多动"。"饮食自倍，肠胃乃伤""膏粱之变，足生大丁""肥者令人内热，甘者令人中满"，恣食肥甘厚味会损伤脾胃，引发消渴病，因此要合理控制总热能：根据血糖水平、身高、体重、体力劳动强度等各种因素调整所需热量，在保证儿童青少年营养发育的基础上维持理想体重；对肥胖儿童宜扶正祛邪：对于食欲旺盛，体质健壮的实胖者，以涤痰祛湿为主，酌情合用清胃、通腑、活血、利水等药

物；对于食量不大，体质较差的虚胖者，既要通过益气、健脾、温阳、调胃之法增强脏腑的运化功能，促进气化为主，又要兼用化痰祛湿、行水活血之法，祛邪为辅，还要注意协调气血阴阳，升清降浊。儿童糖尿病患者的各种食物营养要合理搭配，热量分配比例恰当，避免过多摄取高糖高热量食品，不暴饮暴食等。

③运动：运动可以降低胰岛素抵抗、增加组织对胰岛素的敏感性、控制体重，运动方式方法因人而异，要确保对正在生长发育儿童的安全性及可行性。

④体针：针刺特定穴位对儿童糖尿病患者的糖、脂质代谢及胰岛素抵抗具有良性调整作用，针刺的疗效与患者的年龄、肥胖度、病因诱因和病程长短等密切相关，对肥胖患儿具有减肥作用。

⑤推拿：推拿手法治疗儿童糖尿病患者，尤其是肥胖或超重儿童有一定疗效，其可能与调节脂类代谢异常、减少胰岛素抵抗有关，可使血糖降低，对儿童糖尿病的治疗起到重要作用。

⑥耳针或耳穴：儿童糖尿病患者在常规治疗的基础上，加用耳针或耳穴埋豆疗法，可有效控制患儿的血糖、提高临床总有效率及患者的满意率。

⑦低频脉冲治疗：儿童糖尿病患者，采用 TK-1B 型低频脉冲治疗仪进行特定穴位刺激，对控制患儿的血糖有一定作用。

第四章　成人隐匿性自身免疫性糖尿病

成人隐匿性自身免疫性糖尿病（latent autoimmune diabetes mellitus in adults，LADA）是具有胰岛 B 细胞自身免疫破坏证据（如一种或多种胰岛自身抗体阳性）的 1 型糖尿病的 1 个亚型，其发病机制与经典的胰岛素依赖型糖尿病相同，不同之处在于其胰岛 B 细胞所受的免疫损害较经典的胰岛素依赖型糖尿病缓慢，而是 2 型糖尿病胰岛 B 细胞衰退速度的三倍左右。

1　诊断

目前为止，LADA 的诊断并无国际统一的标准，仅依靠临床特征如年龄、三多一少症状、体重指数（BMI）和 C 肽水平等不能识别 LADA，胰岛自身抗体是目前诊断 LADA 必不可少的指标。诊断要点如下：

（1）发病年龄 >15 岁而发病 6 个月内无酮症发生；

（2）谷氨酸脱羧酶抗体（GAD）和（或）胰岛细胞抗体（ICA）阳性；

（3）发病时体重指数多≤ 25 kg/m^2；

（4）空腹血浆 C 肽≤ 0.4 nmol/L，早晨空腹 100 g 馒头餐后 1 小时或（和）2 小时 C 肽≤ 0.8 nmol/L；

（5）诊断糖尿病后至少半年不依赖胰岛素治疗；

（6）排除线粒体基因突变糖尿病及 MODY。

具备第（1）点加上（3）（4）点中任何一点则疑诊，具备（1）（2）（5）（6）四点可确诊。

2　中医治疗

2.1　辨证治疗

（1）阴虚燥热证：咽干口燥，烦渴多饮，喜冷饮，溲赤，心烦畏热，便秘，舌红苔黄，脉细滑数，或弦细数。治法：益气养阴。方药：以滋阴清热，生津止渴中药为主。葛根、生地、玄参、麦冬、黄精、天花粉、枸杞子、石膏、知母等。

（2）气阴两虚证：咽干口燥，多食易饥，口渴喜饮，神疲乏力，气短懒言，五心烦热，心悸失眠，舌红少津无苔，或舌淡苔薄白，脉细数无力或细弦细弱。治法：益气养阴。方药：以益气养阴活血中药为主或糖胰康。生黄芪、当归、山药、桑白皮、桑叶、桑枝、红参、麦冬、知母、黄连、栀子、虎杖、红花、牡丹皮等。

（3）阴阳两虚证：咽干口燥，夜尿频多，神疲乏力，气短懒言，头晕眼花，腰膝酸冷，手足畏寒，肢体浮肿，男子阳痿，女子性欲淡漠，舌体胖大有齿痕或舌红绛少苔，脉细无力或细数。治法：滋阴温阳。方药：消抗丸。柴胡、黄芪、何首乌、菟丝子、益母草、薏苡仁、熟地、当归、白术、白芍、三棱、莪术等。

（4）痰浊内蕴证：形体肥胖，小便浑浊，口渴不欲饮，脘腹胀满，头身困重，四肢倦怠，大便不爽，舌体胖大苔白腻，脉滑。治法：化痰降浊。方药：党参、白术、茯苓、黄芪、薏苡仁、猪苓、泽泻、赤芍、川芎、枳壳、香附等。

以上为4种基本证型，临床则多见两证或数证夹杂，治疗可按其舌脉，分别主次，随证治之。

2.2 复方治疗

经文献检索尚未发现有随机对照试验证据支持的复方治疗，但许多研究证明，应用中药治疗糖尿病取得较为满意的疗效。目前为止西医治疗还缺乏大规模的 LADA 治疗研究和各种药物治疗 LADA 的最终评价，因此对 LADA 患者应在饮食、运动治疗的基础上，尽早应用胰岛素治疗，以利于保护残存的胰岛 B 细胞功能，这可能是较为稳妥的治疗决定。中医对本病的治疗只能缓解症状，作为胰岛素治疗 LADA 的辅助治疗。LADA 的辨证论治规律主要以前期阴虚燥热为主，中期气阴两虚为主，后期主要为阴阳两虚为主，兼夹痰浊内蕴及血瘀等兼夹证。

2.3 中成药

消抗丸，由柴胡、黄芪、何首乌、菟丝子、益母草、薏苡仁、熟地、当归、白术、赤白芍、香附、秦艽、三棱、莪术等药物组成。具有益气滋阴、疏肝补血、活血化瘀的功效。方中黄芪、白术、熟地黄、菟丝子健脾补肺益肾、补气培元固表，为主药；当归、白芍、淫羊藿、何首乌养血生精、调理阴阳，加强主药的扶正作用，为辅药；白术、薏苡仁利湿化浊，益母草、三棱、莪术等活血化瘀，鳖甲软坚散结，黄芩清热燥湿解毒，柴胡、木香疏肝理气，合当归、白芍、白术、薏苡仁取作逍遥散之意，甘草调和诸药，共为佐使。诸药合用，融扶正与祛邪于一体，补正而不助邪，祛邪而不伤正，如此邪去正安，脏腑调和，精气旺盛，气血和顺，气化正常。治疗64例患者其空腹血胰岛素、胰岛B细胞功能指标及胰岛素抵抗指数均较对照组患者改善更为显著。【云南中医学院学报，2012（35）：37-39】

2.4　单味中药治疗

雷公藤：味苦、辛，性凉，大毒。归肝、肾经。功效祛风除湿、通络止痛、消肿止痛、解毒杀虫。用于湿热结节、瘰瘤积毒，临床上用其治疗麻风反应、类风湿性关节炎等，有抗肿瘤、抗炎等作用。雷公藤多甙是一种对体液和细胞免疫都有抑制作用的免疫抑制剂，在自身免疫性疾病中，纠正Th/Ts细胞免疫功能的失衡，被认为是一个重要环节。【中国糖尿病杂志，2000（8）：7-9】

2.5　非药物治疗

①情志：情志因素与LADA密切相关。精神紧张、焦急忧虑、发怒恐惧是诱发糖尿病和使病情加重的重要因素。LADA患者一定要乐观、心胸宽广、处事冷静，保持良好的情绪，预防病情加重。

②饮食：参照《饮膳正要》"日食以三餐为宜，早餐早，中餐好，晚餐少"饮食原则。应做到饮食有节，避免五味偏嗜。需适当进行生活节制和慎咸食及面。建议LADA者日常少食多餐，饮食以清淡、膳食纤维为主，避免油炸食物、西式快餐。

③运动：LADA患者进行运动应在医师指导下进行。当空腹血糖＞16.7 mmol/L，丰富低血糖或血糖波动较大者、有糖尿病酮症酸中毒等急性代谢并发症，合并急性感染等情况下紧急运动，待到病情控制稳定方可逐步恢复运动。运动时应强调意守、调息、动形的平衡统一。运动应循序渐进，适度适量，持之以恒，坚持不懈。单纯糖尿病体质强壮者可采用跑步、登山、游泳、打球等强度较大的运动项目，体质虚弱者可采用太极拳、八段锦等强度较小的活动。

第五章　老年糖尿病

老年糖尿病（elderly diabetes mellitus，EDM）是指年龄＞60岁的糖尿病患者（西方国家＞65岁），包括老年新发糖尿病患者，以及原有糖尿患者群进入到老年期两种情况。该病是老年人的常见病、多发病，具有起病隐匿、症状不典型、并发症多、易发生低血糖、病死率高等特点，易导致老年人生活能力的缺失甚至丧失，严重影响着老年人的生活质量，是内分泌疾病中的难治性疾病。

1　诊断

发生于60岁以上老年人，符合以下条件：①典型糖尿病症状（多饮、多食、多尿及不明原因的体重下降）加上随机血糖检测≥11.1 mmol/L，和（或）空腹血糖检测≥7.0 mmol/L，和（或）OGTT后2小时血糖检测≥11.1 mmol/L；②无糖尿病症状者，另日重复测定血糖，两次空腹血糖检测≥7.0 mmol/L，或两次随机血糖检测≥11.1 mmol/L，或一次空腹血糖检测≥7.0 mmol/L和一次OGTT后2小时血糖检测≥11.1 mmol/L。注：空腹的定义是至少8 h无热量摄入。血糖检测以静脉血浆葡萄糖为准。

2　中医治疗

2.1　辨证治疗

（1）阴虚热盛证：口干口渴，颧赤盗汗，心烦畏热，渴喜冷饮，多食易饥，形体消瘦，头晕耳鸣，溲赤便秘；舌红苔黄，脉细滑数，或细弦数。治法：养阴清热，生津止渴。方药：消渴方。黄连、天花粉、生地、藕汁。

（2）气阴两虚证：咽干口燥，倦怠乏力，气短懒言，多食易饥，口渴喜饮，五心烦热，心悸失眠，溲赤便秘；舌红少津，苔薄或花剥，脉细数无力，或细而弦。治法：益气养阴。方药：生脉散、六味地黄丸加减。黄芪、生地黄、山茱萸、太子参、麦冬、五味子。

（3）阴阳两虚证：神疲乏力，咽干口燥，腰膝酸冷，或手足畏寒，夜尿频多；头晕眼花，心悸失眠，自汗易感，气短懒言，颜面肢体浮肿，尿多浊沫，或小便量多，男子阳痿，女子性欲淡漠，大便干稀不调；舌体胖大，有齿痕，脉沉细无力。治法：温阳滋肾固摄。方药：右归饮加减。熟地黄、山茱萸、丹皮、泽泻、枸杞子、附子、肉桂、茯苓、龟甲、杜仲。

（4）肝肾亏虚证：腰膝酸软，盗汗，五心烦热，视物模糊，尿频，骨松齿摇，头晕耳鸣；舌质淡，少苔或无苔，脉沉细无力。治法：补益肝肾。方药：六味地黄丸加减。熟地黄、山药、山茱萸、茯苓、泽泻、当归、枸杞子、白术。

（5）脾肾亏虚证：倦怠乏力，口渴喜热饮，畏寒怕冷，头晕健忘，纳差腹胀，小便清长，夜尿频多，大便溏薄；舌淡黯，苔薄白或白腻，脉沉细。治法：健脾益肾。方药：六君子汤、济生肾气汤加减。黄芪、党参、熟地黄、枸杞子、仙灵脾、菟丝子、山药、茯苓、山茱萸、牛膝、白术、杜仲、当归。

（6）痰湿内阻证：四肢倦怠，头身困重，体形肥胖，纳呆腹胀，困倦嗜睡或烦躁失眠，面色萎黄，大便黏腻不爽；舌体胖大，有齿痕，苔白厚腻，脉弦滑。治法：益气健脾、祛湿化痰。方药：参苓白术散加减。党参、白术、茯苓、甘草、法半夏、陈皮、薏苡仁、砂仁、黄连、栀子、知母。

（7）瘀血阻滞证：心悸健忘，心烦失眠，口唇紫黯，肢体麻木，肌肤甲错，腰痛、头痛；舌质黯，有瘀斑，舌下脉络青紫迂曲，脉弦或沉而涩。治法：活血化瘀。方药：桃红四物汤加减。丹参、红花、生地黄、当归、川芎、白芍、赤芍。

以上为7种基本证型，临床可按其舌脉，分别主次，随证治之。

2.2 复方治疗

六味地黄汤合玉泉散加味：生地、熟地各15 g，山萸肉10 g，淮山药15 g，泽泻10 g，丹皮10 g，茯苓10 g，葛根15 g，五味子9 g，花粉15 g，麦冬15 g，糯米15 g，黄芪30 g，甘草6 g，丹参15 g组成。治疗老年糖尿病34例，研究结果表明可以通过增加老年患者胰岛 B 细胞分泌胰岛素，改善胰岛素抵抗，提高胰岛素生物效应而起到降低血糖作用，在改善老年糖尿病患者糖代谢、脂质代谢方面具有非常显著的优势。【中国医师杂志，2002，4（7）：778-779】

内分泌代谢病中医诊疗手册

降糖方：由生黄芪 30 g，熟地、山药、山萸肉、太子参、白术各 15 g，苍术、玄参、麦冬、葛根、赤白芍、丹参、知母、栝楼、陈皮各 10 g，酒大黄 8 g 组成。治疗老年糖尿病 30 例，研究结果表明总有效率显著。其方中的益气养阴活血之法能够明显改善气阴两虚血瘀型糖尿病患者的糖代谢及临床症状，并通过降低血浆 ET（内皮素）水平，起到保护内皮功能的作用，对防治糖尿病及其血管并发症有积极意义。【中国医师杂志，2002，4（7）：778-779】

六味地黄汤联合补中益气汤：黄芪、生地、山药、金银花、蒲公英各 15 g，山茱萸、茯苓、党参、白术各 12 g，丹皮、泽泻、柴胡、当归、白术、五味子各 10 g，陈皮、炙甘草各 6 g 组成。治疗气阴两虚、痰瘀互阻型的老年糖尿病患者 60 例，研究结果表明本方可以改善其 HbA1c、FBG、2hPG 指标，可以降低低血糖的发生率。【实用中医内科杂志，2012，20（10）：40-42】

玉液汤加味：由山药、黄芪、天花粉、知母、葛根、五味子组成。治疗老年糖尿病 104 例，观察临床症状、空腹及餐后 2 小时血糖、24 h 尿糖定量，研究结果显示总有效率为 86.5 %。【吉林中医药，2006，26（6）：26】

参芪地黄汤：黄芪 30 g，怀山药 18 g，党参、熟地黄、牡丹皮、茯苓各 15 g，泽泻 12 g，山茱萸 10 g 组成。用参芪地黄汤治疗老年糖尿病 62 例，研究结果表明总有效率显著。【陕西中医，2005，26（9）：929-930】

益气养阴活血方：由黄芪 20 g，苍术 12 g，玄参 15 g，麦冬 15 g，淮山药 20 g，天花粉 15 g，水蛭 6 g，丹参 30 g，葛根 15 g 组成。用益气养阴活血方治疗老年糖尿病 35 例，研究结果表明总有效率显著，且有明显的调节血脂作用。全方本着辨证与辨病相结合的原则，益气养阴与活血化瘀并用，经临床观察证实，在改善症状的同时，对降低空腹血糖、减少尿糖、促进胰岛素分泌、调节脂代谢等方面均有较好的作用，对防治血管及神经系统的并发症亦有一定帮助。【陕西中医，2005，26（9）：929-930】

2.3　中成药

（1）三芪丹颗粒。由黄芪、桑椹、三七、丹参组成，具有益气养阴、活血化瘀的功效。研究表明，三芪丹颗粒可以提高 HOMA-IS、IAI、HDL-C 的指标，并降低 FPG、TG，通过改善脂代谢紊乱、胰岛 B 细胞分泌功能和胰岛素抵抗，降低血糖及并发大血管病变的危险性。【北京中医药大学学报，2004，27（3）：82-84】

（2）三黄消渴胶囊。由黄芪、生地、白芍、绞股蓝、山芋肉、花粉、黄精、枸杞子、知母、荔枝核、黄连、海藻、丹参、三七组成，具有健脾补肾、调肝化痰活血的功效。临床观察三黄消渴胶囊不仅可以有效的改善老年糖尿病患者的临床症状，而且可以有效的降低空腹及餐后 2 h 血糖、24 h 尿糖、糖化血红蛋白，可显著提高胰岛素敏感指数，降低胰岛素抵抗指数，提高胰岛素的生物效应。对于甘油三酯、总胆固醇、低密度脂蛋白也有明显的降低作用，同时可以提高高密度脂蛋白指标；血液流变学方面，对全血比黏度高切、全血比黏度低切及纤维蛋白原也有着显著改善。【中国实验方剂学杂志，2002，8（4）：48-50】

（3）保元活血颗粒。由生黄芪、丹参、鬼箭羽、肉苁蓉、水蛭、女贞子、黄精组成，具有温阳益气、活血化瘀的功效。本方以黄芪、鬼箭羽、水蛭、丹参作为主要药物，侧重益气活血，同时用女贞子、肉苁蓉、黄精为佐，补益肝肾，使气血双补，阴阳兼顾，诸脏虚损得平。全方益气活血补肾，抗凝改善微循环，既切中老年糖尿病气虚血瘀兼肾虚的中医传统病机，又符合老年糖尿病高凝状态的现代病理基础。【中医杂志，2005，46（10）：750-751】

（4）消渴丸。由黄芪、天花粉、生地黄、葛根、山药、五味子等药组成。具有滋肾养阴、益气生津的功效。本方以滋补肾阴治其本，不但可以降糖外，还有改善循环、胰岛素抵抗、调节免疫的作用。【中医中药，2012，10（27）：264】

2.4 单味中药治疗

（1）人参：味甘微苦，性症偏温，其功重在大补正元之气，以壮生命之本，进而固脱、益损、止渴、安神。故男女一切虚证，阴阳气血诸不足均可应用，为虚劳内伤第一要药。人参中抗糖尿病作用的有效成分主要有人参皂苷、人参多肽、人参多糖等，而人参皂苷是人参生理活性最重要的有效成分。此外，研究人员还发现人参的另一成分人参皂苷 Rb1 有类似胰岛素增敏剂的作用，从而也具有降低血糖功能，能激活体内与能量代谢相关的一个重要蛋白—单磷酸腺苷活化蛋白激酶（AMPK）。【中国药物与临床，2011，11（12）：1383-1385】

（2）枸杞子：味甘，性平。入肝、肾经。具有滋肾，润肺，补肝，明目的功效。现代医学研究证明：枸杞具有抗氧化、抗衰老、抗肿瘤、抗脂肪肝、降血脂、增强肌体免疫作用等多种功能。枸杞多糖（LBP）是枸杞主要的有效成分之一。枸杞多糖－D 主要通过修复胰岛 B 细胞的损伤，调节神经—

内分泌—免疫网络系统的功能来达到降糖的目的。推测枸杞多糖的降血糖作用机制之一可能是通过提高机体 SOD 等抗氧化剂的活力，降低机体 MDA 的含量，增强机体抗氧化能力及清除氧化产物的能力，减轻或阻止自由基对胰岛 B- 细胞的损伤、促进胰岛 B- 细胞的修复与再生而实现的。【中国药物与临床，2011，11（12）：1383-1385】

（3）桑叶：味甘、苦；性寒。归肺、肝经。具有疏散风热、清肺润燥、平肝抑阳、清肝明目、凉血止血的作用。桑叶具有良好的防治糖尿病及其并发症的药理作用，其作用机制是多成分、多途径、多靶标的综合调节作用。桑叶生物碱类成分是桑叶中调节血糖最为显著和明确的一类资源性化学成分，是一种极性较大的糖类似物，为强效 α- 葡萄糖苷酶抑制剂，能够抑制人体内糖分的转化，降低空腹血糖，并能明显抑制餐后血糖急剧上升。其次是桑叶黄酮类成分具有一定的调节血糖的作用，降低胰岛 B 细胞分泌胰岛素的负担，一定程度地保护了胰岛 B 细胞功能，阻止并发症的发生，从而达到调节糖代谢、降低血糖、改善糖尿病症状的作用；而桑叶多糖类成分则间接地起到降血糖作用。【中国实验方剂学杂志，2013，19（11）：213-216】

（4）银杏叶：性甘，味苦、涩、平，归心、肺经，功能敛肺，平喘，活血化瘀，止痛，主治肺虚咳喘。银杏叶的提取物主要包括银杏黄酮甙、银杏苦内酯、白果内酯等。银杏叶提取物（EGb）可修复胰岛 B 细胞，增加血清胰岛素的分泌，从而通过改善糖、脂代谢达到降低血糖、防治并发症的目的。【中国药科大学学报，2000，31（4）：285-288】

（5）葛根：味甘、辛，性平，归脾、胃经。功能解肌发表，生津止渴，升阳止泻。葛根主要有效成分是黄酮类化合物如葛根素、大豆苷等。葛根素可以通过提高物质运输、糖和胰岛素越膜的能力而提高胰岛素的敏感性，改善胰岛素抵抗，并且能够降低全血黏度，改善异常的血液流变学指标。【山东中医杂志，2001，20（12）：727-729】

（6）蒲黄：味甘性平，归肝、心包经。具有收涩止血，行血祛瘀的功效。蒲黄或其有效成分抗糖尿病机制存在着多途径、多靶向的特点。研究结果表明，蒲黄总黄酮具有潜在的抗胰岛素抵抗作用。临床研究还显示，蒲黄能降低高血脂患者总胆固醇、三酰甘油、低密度脂蛋白水平，提高高密度脂蛋白，减少脂肪在肝脏沉积，改善脂肪肝病理状态。蒲黄具有改善微循环的作用，因此，在临床上蒲黄常用于治疗糖尿病及其血管病变、眼底出血等并发症，从而改善糖尿病患者循环系统，并取得较佳的临床疗效。【中西医结合学报，

2006, 4（6）：593-595】

此外，天花粉、石斛、苍术、黄精、栀子等中药均被研究证实有改善老年糖尿病血糖情况，增加胰岛素敏感性等作用。

2.5 非药物治疗

①情志：情志因素与老年糖尿病患者密切相关。精神紧张、焦急忧虑、发怒恐惧是诱发糖尿病和使病情加重的重要因素。老年糖尿病患者一定要乐观、心胸宽广、处事冷静，保持良好的情绪，预防病情加重。子女和亲人应该积极配合医务人员的工作，鼓励患者树立战胜疾病的信心，医生也应注意患者心理健康，社会各界也应为患者创造良好的环境。

②饮食：参照《饮膳正要》"日食以三餐为宜，早餐早，中餐好，晚餐少"饮食原则。应做到饮食有节，避免五味偏嗜。需适当进行生活节制和慎咸食及面。建议患者日常少食多餐，饮食以清淡、膳食纤维为主，避免油炸食物、西式快餐。

③运动：老年糖尿病患者进行运动应在医师指导下进行。当空腹血糖＞ 16.7 mmol/L，低血糖或血糖波动较大者、有糖尿病酮症酸中毒等急性代谢并发症、合并急性感染等情况下紧急运动，待到病情控制稳定方可逐步恢复运动。运动时应强调意守、调息、动形的平衡统一。运动应循序渐进，适度适量，持之以恒，坚持不懈。老年糖尿病患者建议采用太极拳、八段锦等强度较小的活动，不宜进行太过激烈的运动。

④针刺：针刺特定穴位对老年糖尿病患者的血糖具有良性调整作用，可以改善胰岛素抵抗。它对"脂肪 – 胰岛内分泌轴"的影响可调节机体异常的胰岛素和瘦素水平，改善胰岛素抵抗和瘦素抵抗。

⑤灸法推拿：在常规治疗的基础上，对老年糖尿病患者进行辨证施灸及按摩治疗，患者的空腹血糖、餐后 2 h 血糖、尿糖及糖化血红蛋白均有所改善，取得了良好效果。灸法具有行气活血的作用，按摩法具有激发经气，调节机体阴阳平衡，从而起到治疗消渴病的作用。

第六章　肝源性糖尿病

肝源性糖尿病是指继发于慢性肝实质损害而发生的糖尿病。在临床上，多种肝脏疾病特别是肝硬化有极高的糖代谢异常发生率。肝源性糖尿病通常缺少糖尿病典型的多饮、多食、多尿、消瘦等"三多一少"的症状，多数患者先有肝病症状，继而出现糖尿病症状。不同肝病表现各异，多有乏力、食欲减退、厌油、腹胀、肝区不适或疼痛、恶心呕吐等消化道症状，可伴有黄疸及腹水。

1　诊断

目前关于肝源性糖尿病尚无统一诊断标准，国内学者将肝源性糖尿病诊断总结如下：

（1）肝源性糖尿病出现在肝病之后，有时与肝病同时发生，多伴有肝功能异常。

（2）空腹血糖可以轻度升高或正常，但餐后血糖 > 11.1 mmol/L，口服葡萄糖耐量试验（OGTT）餐前正常或轻度升高，餐后血糖 > 11.1 mmol/L 可明确诊断为糖尿病，若大于 7.8 mmol/L 小于 11.1 mmol/L 则诊断为糖耐量减低。

（3）胰岛素释放曲线示释放增加及高峰延迟，且血清 C 肽一般正常或下降，C 肽与胰岛素的比值下降。

（4）除外原发性糖尿病，尤其是 2 型糖尿病。排除垂体、肾上腺、甲状腺等疾病所引起的继发性糖尿病及原发的 1 型糖尿病、2 型糖尿病。

2　中医治疗

2.1　辨证治疗

（1）肝郁气滞证：胁肋胀痛，胸闷善太息，心烦易怒，纳呆食少，脘腹胀满，口不渴或渴不多饮，小便清长，大便不调，舌质红或淡红，苔薄白，脉弦。治法：疏肝理气，健脾和胃。方药：逍遥散加减。当归、柴胡、芍药、天花粉、郁金、青皮、陈皮、槟榔、苍术、葛根等。

（2）肝胃郁热证：面色隐红，口干，口渴，口苦，口臭，多饮，多食，急躁易怒，两胁胀满，尿黄赤，大便干，舌红苔黄，脉弦实有力。治疗以清泻肝热，和胃生津。方药：大柴胡汤加减。大黄、柴胡、甘草、黄芩、夏枯草、黄连、天花粉、龙胆草、知母等。

（3）肝肾阴虚证：肝区隐痛，心烦，耳鸣，口干口渴，乏力，腰膝酸软，腹部胀满胁下痞块，舌质黯红，舌小有裂纹，苔少或无苔，脉弦细等。治法：滋补肝肾，疏肝柔肝。方药：一贯煎加减。沙参、麦冬、当归、生地黄、枸杞子、川楝子、女贞子、山药、石斛、黄精、熟地黄、何首乌等。

（4）瘀血阻络证：面黧黑，目黯黑，唇黯，肝区痛，神疲乏力，口干咽躁，舌黯红，舌底脉络瘀滞，舌边瘀点脉涩或紧。治法：活血化瘀通络。方药：常用川芎、桃仁、红花等活血之品。三棱、莪术、土鳖虫、水蛭、地龙等。

（5）肝阳气虚证：乏力，口渴欲饮，或渴不能饮，小便量多，消瘦，四肢末端发凉，舌淡红、苔白，脉沉细、或左关脉弱。治法以益气温阳为主，方用肾气丸加减。地黄、茯苓、泽泻、薯蓣、牡丹皮等。

以上为5种基本证型，临床则可按其舌脉，分别主次，随证治之。

2.2　复方治疗

疏肝健脾方：柴胡6g，当归15g，白芍20g，茯苓15g，白术10g，半夏10g，陈皮6g，丹参10g，郁金10g，枳壳15g，香附10g，炙甘草6g等。本方可有效地控制血糖、改善胰岛素抵抗。本方也可以改善肝脏脂肪变性、修复受损的肝细胞，能有效延缓本病的发展。【南京：南京中医药大学，2012】

加味桃核承气汤：由桃仁、大黄、桂枝、芒硝等组成。有报道研究，加味桃核承气汤除了能降低血糖外，还可增加肝脏中谷胱甘肽含量，抑制 CCl_4 引起的肝脏脂质过氧化、肝细胞坏死以及淋巴细胞浸润，从而降低肝损害。实验结果显示，加味桃核承气汤能明显增强血清高密度脂蛋白胆固醇（HDL）的合成、抑制内源性三酰甘油（TG）的合成、降低血清总胆固醇（TC）含量，促进血清低密度脂蛋白胆固醇（LDL）的降解，降低肝组织丙二醛（MDA）含量及血清 ALT 水平，升高肝组织超氧化物岐化酶（SOD）活性，调节脂质代谢，减轻肝脂肪变性程度，防治脂肪肝以及阻止向肝纤维化发展。【中国中西

医结合杂志，1995（增刊）：338-340】

茵陈蒿汤：由茵陈、栀子、大黄组成。研究证明茵陈蒿汤能够明显降低正常小鼠和四氧嘧啶致糖尿病小鼠的空腹血糖，改善模型大鼠的糖耐量降低，还具有肝脏保护功能，可以使肝脏细胞膜保持良好的完整性和通透性，使损伤的肝细胞及时修复和再生，使肝脏的解毒功能进一步加强。茵陈蒿汤还可以通过抑制肝细胞凋亡、抑制星状细胞活化及胶原合成等作用来抑制肝纤维化。实验显示，茵陈蒿汤的保肝作用是全方共同作用的结果。6，7- 二甲氧基香豆素、栀子苷及大黄酸之间的协同作用可能介导肝细胞，通过消除自由基、抑制脂质的过氧化作用而起到保肝作用。【浙江中西医结合杂志，2011，21（1）：64-67】

复肝降糖汤：由黄芪、山药、天花粉、玄参、丹参、赤芍、鳖甲、枸杞子、女贞子、墨旱莲、柴胡、郁金、仙鹤草等组成。复肝降糖方对肝硬化伴肝源性糖尿病患者胰岛素抵抗及瘦素的影响，治疗后 ALT、AST、TBIL 均较治疗前明显下降，FPG、FINS、HOMA-IR 及 HbAlc 均较治疗前明显改善。【中华中医药学会第十五届内科肝胆病学术会议暨国家中医药管理局专科专病协作组（肝病组、传染病组）会议论文】

2.3 中成药

（1）六味地黄丸。为传统补阴之主方。由熟地黄、山茱萸、山药、泽泻、丹皮、茯苓组成。试验治疗肝源性糖尿病 25 例，总有效率为 92%，患者症状明显好转，ALT 等指标恢复天数缩短。【福建中医药学报，1997，28（6）：46】

（2）清肝糖胶囊。由茵陈、大黄、夏枯草、赤芍、牡丹皮、丹参、鬼箭羽、枸杞子、生地、女贞子、旱莲草、仙灵脾、菟丝子组成，具有清化湿热、化肝解毒、凉血化痛、调补肝肾之功。治疗肝源性糖尿病 22 例，总有效率为 90.0%，在降低血糖的同时，能显著改善肝功能，尤其降低血清总胆红素。【中国中西医结合杂志，2000，20（6）：465】

（3）振源胶囊合六味地黄丸。振源胶囊成分为人参果总皂苷，具有益气通脉，宁心安神，生津止渴的作用。两药联合治疗肝源性糖尿病 30 例，总有效率为 83.3%。现代药理研究证明，振源胶囊可以降低糖尿病的空腹血糖、餐后血糖和血浆糖胺的浓度，改善糖代谢的状态，可促进肝细胞再生，提高机体的体液和细胞免疫功能，增强自然杀伤细胞的活性及巨噬细胞的吞噬能力。六味地黄丸养阴生津，滋补肝肾，相辅相成，相得益彰，共奏益气活血，

养阴生津之效，故治疗肝源性糖尿病而获效。【实用中医药杂志，2000，16（10）：34】

2.4　单味中药治疗

（1）枸杞子：味甘、性平、归肝肾经，可滋补肝肾、益精明目、延缓衰老。枸杞多糖可对老龄鼠肝细胞具有抗脂质过氧化作用，枸杞多糖能阻止内质网的损伤、促进蛋白质合成、促进肝细胞再生，对四氯化碳肝损伤具有良好的修复作用。另外，枸杞子可明显抑制乙醇所致 ALT 升高，对乙醇性肝损伤具有很好的保肝作用。【卫生职业教育，2009（17）：112-113】

（2）黄连：在中药中属苦寒类，其有效成分是黄连素。黄连素是一种异喹啉类的生物碱，具有抗菌、抗炎、抗高血压、抗糖尿病、抗高脂血症等作用。试验研究显示黄连素通过调节抗氧化系统和脂质过氧化反应对多种肝毒因素（CCl_4，乙醇，高胆固醇）诱导的大鼠肝纤维化有抑制作用。黄连素能通过有效的抗氧自由基抑制 LPS 引起的肝脏脂质过氧化反应，保护肝细胞线粒体的结构和功能。试验观察黄连素对高脂饮食诱发的胰岛素抵抗大鼠胰岛素可增强其胰岛素敏感性；此外，黄连素还能提高其肝糖原含量。【中国中西结合杂志，1997，17（3）：162-164】

（3）栀子：味苦、性寒，有泻火除烦、清热利湿、凉血解毒的功效。试验证明其能显著抑制正常小鼠肝微粒体细胞色素 P4502E1 的活性，降低自由基生成速率；增加谷胱甘肽含量及 GST 活性，增强清除自由基的能力，降低自由基对肝细胞的损伤，以起到保肝作用。病理切片显示栀子苷有效改善胰岛的形态结构，促进胰岛 B 细胞增殖。在肝脏组织中，栀子苷能够激活 Akt 通路，p-Akt 和 p-GSK-3β 水平升高，提高了机体对胰岛素的敏感性。【中草药，2014，45（8）：1121-1125】

（4）白芍：味苦、酸，性微寒，归肝、脾经。《神农本草经》谓其能"主邪气腹痛，除血痹，破坚积，寒热疝瘕，止痛，利小便，益气"。现代药理研究发现，白芍总苷是白芍的主要有效成分，具有良好的抗炎、耐缺氧、抗心肌缺血、抗氧化的作用。研究发现用白芍总苷有降低血糖、提高胰岛素敏感指数的作用，且能够降低 CCl_4 和人血清白蛋白肝纤维化大鼠血清中丙氨酸氨基转移酶、天冬氨酸氨基转移酶、透明质酸以及 PCⓄ 胶原的水平，抑制肝星状细胞的功能及促进其凋亡等，从而对肝纤维化大鼠具有良好的防治作用。【内蒙古中医药，2013，11：37-39】

（5）女贞子：味甘、苦，性凉，具有补益肝肾、明目、清虚热的作用。

研究发现女贞子的主要成分齐墩果酸具有抗自由基损伤作用，可增强机体的抗氧化防御系统能力，这可能是其发挥降糖作用的主要机制。肝病理检查结果显示，女贞子多糖可对抗小鼠肝组织充血、水肿，脂肪变性，肝细胞变性或坏死。【中国医院药学杂志，2010，30（12）：1024-1025】

（6）丹参：味苦，微寒，归心、肝经。具有活血祛瘀，通经止痛，清心除烦，凉血消痈的作用。实验中发现丹参具有清除糖尿病大鼠体内氧自由基及抗脂质过氧化作用，改善自由基代谢紊乱。丹参减少自由基损伤可能与直接提高 SOD 活性有关，可加速氧自由基的清除，从而增强组织的抗氧化能力，对于糖尿病及其并发症的防治有重要意义。实验发现丹参酮 II A 可抑制TNF-α 和 H_2O_2 所致的肝细胞损伤，且能抑制活化肝星状细胞的增殖。推测丹参酮 II A 在多种原因造成的肝损伤中确实有一定的保护作用。【中国药物与临床，2009，9（1）：13-16】

近年来，针对单味中药及其有效成分防治肝源性糖尿病的研究比较少，但在研究单味药保肝、降糖方面逐渐增多，利用这些研究成果，可以为中西医结合治疗肝源性糖尿病提供新的方法和思路，提高临床疗效和研究水平。

2.5　非药物治疗

①情志：情志因素与肝源性糖尿病患者密切相关。肝源性糖尿病患者肝脏受损，肝失疏泄，而肝主疏泄，调畅情志，调节气血运行，协调五脏气机升降出入运动，调控整个机体新陈代谢的动态变化。精神紧张、焦急忧虑、发怒恐惧是使病情加重的重要因素。肝源性糖尿病患者一定要乐观、心胸宽广、处事冷静，保持良好的情绪，预防病情加重。

②饮食：肝源性糖尿病患者饮食应在医生指导下进行，应做到饮食有节，避免五味偏嗜。需适当进行生活节制和慎咸食及面。建议患者日常少食多餐，饮食以清淡、膳食纤维为主，避免油炸食物、西式快餐。

③运动：肝源性糖尿病患者应在医师指导下进行运动。当空腹血糖 > 16.7 mmol/L，低血糖或血糖波动较大者、有糖尿病酮症酸中毒等急性代谢并发症，合并急性感染等情况下紧急运动，待到病情控制稳定方可逐步恢复运动。运动时应强调意守、调息、动形的平衡统一。运动应循序渐进，适度适量，持之以恒，坚持不懈。患者可采用太极拳、八段锦等强度较小的活动。

第七章　妊娠期糖尿病

妊娠期糖尿病（gestational diabetes mellitus，GDM）指妊娠期发生的不同程度的糖代谢异常，是妇女妊娠过程中常见的并发症之一。患者妊娠前的糖代谢正常，是由妊娠诱发的暂时性糖尿病，是糖尿病分类中一种独立的类型。虽然血糖升高程度不及糖尿病合并妊娠，但对母婴健康危害较大。

1　诊断

GDM 指妊娠期发生的糖代谢异常，妊娠期首次发现且血糖升高已经达到糖尿病标准，应将其诊断为孕前糖尿病（PGDM）而非 GDM。

GDM 诊断方法和标准如下：

①推荐医疗机构对所有尚未被诊断为 PGDM 或 GDM 的孕妇，在妊娠 24～28 周以及 28 周后首次就诊时行 OGTT。75g OGTT 方法：OGTT 前禁食至少 8 h，试验前连续 3 d 正常饮食，即每日进食碳水化合物不少于 150 g，检查期间静坐、禁烟。检查时，5 min 内口服含 75 g 葡萄糖的液体 300 ml，分别抽取孕妇服糖前及服糖后 1、2 h 的静脉血（从开始饮用葡萄糖水计算时间），放入含有氟化钠的试管中，采用葡萄糖氧化酶法测定血糖水平。

75 g OGTT 的诊断标准：服糖前及服糖后 1、2 h，3 项血糖值应分别低于 5.1 mmol/L、10.0 mmol/L、8.5 mmol/L（92 mg/dl、180 mg/dl、153 mg/dl）。任何一项血糖值达到或超过上述标准即诊断为 GDM。

②孕妇具有 GDM 高危因素或者医疗资源缺乏地区，建议妊娠 24～28 周首先检查 FPG。FPG ≥ 5.1 mmol/L，可以直接诊断 GDM，不必行 OGTT；FPG < 4.4 mmol/L（80 mg/dl），发生 GDM 可能性极小，可以暂时不行 OGTT。FPG ≥ 4.4 mmol/L 且 < 5.1 mmol/L 时，应尽早行 OGTT。

③孕妇具有 GDM 高危因素，首次 OGTT 结果正常，必要时可在妊娠晚期重复 OGTT。

④妊娠早、中期随孕周增加 FPG 水平逐渐下降，尤以妊娠早期下降明

显，因而，妊娠早期 FPG 水平不能作为 GDM 的诊断依据。

⑤未定期检查者，如果首次就诊时间在妊娠 28 周以后，建议首次就诊时或就诊后尽早行 OGTT 或 FPG 检查。

2　中医治疗

2.1　辨证治疗

（1）肺热津伤证：烦渴多饮，尿频量多，口干舌燥，大便干结，舌边尖红，苔薄黄，脉洪数。治法：清热润肺，生津止渴。方药：消渴方加减。黄连、生地黄、藕汁、人乳汁、天花粉汁、蜂蜜、葛根、麦冬、沙参、石莲、苎麻根。

（2）胃热炽盛证：多食易饥，口渴多饮，尿黄尿多，形体消瘦，大便干燥，苔黄，脉滑有力。治法：清胃泻火，养阴增液。方药：玉女煎加减。知母、生地黄、麦冬、玄参、黄连、栀子、川断、桑寄生、苎麻根。

（3）肺胃燥热证：烦渴引饮，消谷善饥，小便频数，尿黄浊，身体消瘦，舌红苔少色黄，脉滑数。治法：清热生津止渴。方药：白虎加人参汤加减。石膏、知母、甘草、粳米、人参、生地黄、麦冬、芦根。

（4）肝肾阴虚证：尿频量多，尿液浑浊或尿甜，头晕耳鸣，腰膝酸软乏力，口干舌燥，皮肤干燥瘙痒，舌红太少，脉细数。治法：滋阴补肾，润燥生津，益精养血。方药：六味地黄丸加减。熟地黄、山茱萸、山药、地骨皮、茯苓、泽泻、丹皮、知母、黄柏、石莲。

（5）脾胃气虚证：口渴多饮，饮食减少，或善食与便溏并见，精神不振，倦怠乏力，舌淡苔白而干，脉细弱无力。治法：健脾益气，生津止渴。方药：七味白术散加减。人参、白术、茯苓、甘草、藿香、木香、葛根。

以上为脏腑的辨证分型，临床则还可见八纲辨证的阴虚热盛、气阴两虚、阴阳两虚等多种分型，可按其舌脉，分别主次，随证治之。

2.2　复方治疗

加味参苓白术散：由陈皮 12 g，茯苓 12 g，白术 12 g，党参 12 g，山药 12 g，薏苡仁 10 g，桔梗 10 g，莲子肉 10 g，砂仁 10 g，甘草 10 g，白扁豆 15 g，丹参 12 g，泽泻 12 g，山楂 12 g，三七粉 3 g 组成。治疗妊娠期糖尿病 50 例，结果表明本方能够对脾虚气弱型妊娠期糖尿病空腹血糖（FBG）、餐后

2 h 血糖（2hPG）及糖化血红蛋白（HbA1C）等各项指标有明显改善作用，能通过诱导胰岛素分化从而有效降低血糖，抑制肝糖元分解活性，同时通过加快葡萄糖代谢降低血糖。【中国中医基础医学杂志，2015，3（21）：354-355】

黄芪四君子汤：黄芪 20 g，太子参 6 g，白术 10 g，茯苓 9 g，石斛 15 g，黄连 5 g，生地黄 10 g，女贞子 10 g，具有益气、养阴、清热之功效。治疗气阴两虚型妊娠期糖尿病 30 例，研究结果表明黄芪四君子汤加减治疗妊娠糖尿病的降糖机制为增加周围组织对葡萄糖的利用，延缓糖类吸收，同时减少胰岛 B 细胞的损伤从而增加胰岛素分泌而发挥降血糖作用。【中医药导报，2012，18（11）：31】

七味白术散：党参 20 g，白术 20 g，茯苓 20 g，葛根 20 g，广木香 10 g，藿香 5 g，炙甘草 5 g。治疗妊娠糖尿病 64 例，结果表明本方通过七味白术散有显著的降血糖作用，并能改善血脂代谢，增强组织细胞对胰岛素的敏感性。【中医药导报，2014，20（1）：120-121】

玉泉散：葛根、生地、麦冬、天花粉各 150 g，五味子、甘草各 50 g，枸杞子、黄精各 10 g，有益气养阴，安胎补肾之效。治疗妊娠糖尿病 30 例，结果表明本方通过综合调节作用，补五脏，益精气，祛瘀血，标本同治，使体内的阴阳失调、气血紊乱、脏腑功能虚弱恢复正常。提高胰岛素受体结合力和数目，改善胰岛素受体后效应；抑制糖异生，促进葡萄糖利用，延缓肠道葡萄糖的吸收。【中国优生优育，2013，19（4）：346-347】

四君子汤：黄芪 20 g，生地黄、白术、女贞子各 10 g，茯苓 9 g，太子参 6 g，黄连 5 g，石斛 15 g，具有养阴益气清热的功效。治疗妊娠期糖尿病 42 例，有效率为 92.9 %，其餐前、餐后 2 h 血糖均有明显下降。【河南中医，2015，35（5）：1104-1106】

益气养阴组方：生黄芪 60 g，生地 30 g，知母 30 g，枸杞 10 g，麦冬 20 g，黄芩 10 g，黄柏 10 g，玉竹 20 g，葛根 30 g。辨治妊娠期糖尿病 75 例，研究结果表明，可明显改善胰岛素抵抗和降低血脂水平，改善机体免疫力和机体的缺血缺氧症状。【中国中医基础医学杂志，2014，20（7）：936-938】

泰山磐石散合玉液汤：党参、黄芪、炒白术和山药各 15 g，续断、葛根、五味子、枸杞子和鸡内金各 10 g，黄芩、砂仁和炙甘草各 6 g。治疗妊娠期糖尿病 56 例。本方可有效地减少孕产妇或围生儿死亡、妊娠期高血压疾病、羊水过多、胎膜早破、剖宫产、巨大胎儿及尿路感染的发生率。【糖尿病新世界，2014，11：83】

2.3 中成药

（1）参芪降糖颗粒。由人参、黄芪、五味子、山药、地黄、麦门冬、覆盆子、茯苓、天花粉、枸杞子、泽泻加工制成的纯中药制剂，具有益气养阴、滋脾补肾的功效，临床上广泛应用于非胰岛素依赖型糖尿病及糖耐量异常的治疗。参芪降糖颗粒一方面可以通过增强胰岛素敏感性、减弱胰岛素抵抗降低血糖，另一方面还可以促进胰岛 B 细胞分泌胰岛素，同时促进葡萄糖引起的胰岛素释放，调节血脂水平，并在改善临床症状、体征方面疗效显著。从而能降低临床不良反应，提高生存质量，防治或延缓并发症的发生。【河北中医，2013，35（12）：1860-1861】

（2）参芪地黄降糖颗粒。由红参、黄芪、生地、怀牛膝、酒大黄组成，有益气养阴、滋补肝肾，活血泻浊之效。但是在使用参芪降糖颗粒的时候要注意：有实热症者禁用，必须待实热症退后才可服用。临床研究治疗妊娠期糖尿病，总有效率达 91.18%，研究表明，参芪地黄降糖颗粒治疗 GDM，不仅能有效控制血糖变化，改善血糖代谢，而且对 TG、CHOL、LDL-C 有显著改善作用。【西部中医药，2015，28（5）：92-94】

（3）津力达颗粒。由人参、黄精、炒苍术、苦参、麦门冬、地黄、制何首乌、山茱萸、茯苓、佩兰、黄连、知母、制淫羊藿、丹参、葛根、荔枝核、地骨皮组成。临床观察在采用医学营养、合理运动加胰岛素皮下注射治疗基础上加用津力达颗粒，治疗妊娠期糖尿病，研究表明在患者血糖达标的同时明显减少了胰岛素的用量，降低了母儿妊娠不良结局发生率。【河北中医，2015，37（7）：1060-1063】

2.4 单味中药治疗

（1）葛根：味甘、辛，性平，归脾、胃经。功能解肌发表，生津止渴，升阳止泻。主治外感发热，头项强痛，麻疹初期、疹出不畅，温病口渴，消渴病，泄泻，痢疾。葛根主要有效成分是黄酮类化合物如葛根素、大豆苷等。研究证明，葛根素动物实验中有改善胰岛素抵抗的作用，机制可能与调节 C 反应蛋白及肿瘤坏死因子 α 水平有关。同时对抗肾上腺素的升糖作用，葛根能促进胰岛 B 细胞分泌胰岛素，增强细胞对胰岛素的敏感性，从而使糖分解减少，血糖下降。【中国药学杂志，2010，45（16）：1242-1246】

（2）麦冬：味甘、微苦，微寒。归心、肺、胃经。具有养阴生津，润肺清心的功能。用于肺燥干咳，虚劳咳嗽，津伤口渴，心烦失眠，内热消渴等。主要含有皂苷、黄酮、多糖、氨基酸等化学成分。现代药理研究表明，麦门冬既有降糖作用，又有改善胰岛素抵抗作用，能增强脂肪细胞对葡萄糖的摄取和利用能力，同时还有抗心肌缺血、抗衰老、调节免疫等作用。动物实验结果显示：麦冬多糖可降低妊娠糖尿病小鼠的空腹血糖、血清胰岛素水平及 C- 反应蛋白（CRP）水平，因此可有效改善妊娠期糖尿病小鼠空腹血糖和胰岛素抵抗的作用，降低妊娠期胰岛素抵抗小鼠尿蛋白含量，升高血清中脂联素水平，其机制与 TNF -a 和 Leptin 的 mRNA 表达的变化有关。【第四军医大学学报，2008，29（5）：410-413】

（3）黄芪：味甘、温。归肺、脾经。具有补气固表，利尿，托毒排脓，敛疮生肌的作用，含有黄芪皂甙、黄芪多糖（APS）等成分。经黄芪治疗后的妊娠期糖尿病患者血清 SOD、APN 较对照组明显上升，黄芪可有效提高机体抗氧化损伤能力，升高脂联素水平，改善机体功能，在妊娠期糖尿病及其并发症的防治中起一定作用。临床观察黄芪颗粒治疗妊娠糖尿病，加用黄芪颗粒的观察组总有效率为 87.5 %，黄芪颗粒通过降低血脂、减少 24 h 尿蛋白微量的排出及改善餐后血糖而起到治疗 GDM 的作用。【中医药信息，2009，26（5）：72-74】

（4）罗汉果：性凉，味甘。归肺、大肠经。具有清热凉血、生津止咳、滑肠排毒、嫩肤益颜、润肺化痰之功效。现代医学的药理学研究证明罗汉果提取物具有调节血糖与脂肪代谢作用，对呼吸、消化及免疫功能等也有一定作用，还有免疫调节功能，抗癌、抗氧化、保肝、止咳祛痰作用。不同剂量的罗汉果甜甙可使妊娠糖尿病模型孕鼠血糖、胚胎血糖及羊水葡萄糖水平略有降低。【中药研究，2008，19（3）：163-165】

除此之外，由于妊娠期糖尿病的特殊性，目前研究文献中针对妊娠期糖尿病的单味药屈指可数，但许多中药有效成分对妊娠期糖尿病有一定的帮助，如黄精所含的黄精多糖可降低实验小鼠血糖和糖化血红蛋白，升高血浆胰岛素及 C 肽水平，知母能增加肝糖原合成、减少肝糖原分解，增加骨骼肌对葡萄糖摄取，黄柏中含盐酸小檗碱，能促进细胞的胰岛素分泌等。

2.5 非药物治疗

①情志：情志因素与妊娠期糖尿病患者密切相关。妊娠糖尿病的危险性增加了患者的不安、烦躁、焦虑等情绪，这些情绪可能引起体内应激性激素

如生长激素、去甲肾上腺素等的分泌增加，而进一步引起血糖的升高，加重病情，造成恶性循环。家人和医护人员要充分给予患者足够的关心和鼓励。妊娠期糖尿病患者一定要乐观、心胸宽广、处事冷静，保持良好的情绪，预防病情加重。

②饮食：采用饮食控制治疗能够有效控制妊娠期糖尿病患者的空腹血糖及餐后 2 h 血糖水平，保证母婴安全。有效地控制饮食或辅助 DM 辅食型营养制剂对治疗和调控妊娠期糖尿病，减少并发症，预防人体热量供应不足，降低妊娠合并症风险，有良好的结局应做到饮食有节，避免五味偏嗜。妊娠期糖尿病患者饮食要遵守医生的建议，需适当进行生活节制和慎咸食及面。建议患者日常少食多餐，饮食以清淡、膳食纤维为主，避免油炸食物、西式快餐。

③运动：运动训练可以改善妊娠期糖尿病孕妇餐后 2 h 血糖，降低胰岛素使用率。有规律的运动对减少 GDM 的发生和发展有好处。适当运动可以有效改善胰岛素与其受体结合及受体后缺陷，提高胰岛素敏感性及反应性，激活胰岛素信号传导途径中的关键效应器 PI3 激酶活性，增加胰岛素受体酪氨酸磷酸化及提高糖原合成酶活性，促进细胞内糖的代谢，减轻妊娠胰岛素抵抗。适量的运动能降低患者的体质量，帮助患者改善情绪。妊娠期糖尿病患者运动要遵守医生的建议，运动应循序渐进，适度适量，持之以恒，坚持不懈。

④穴位按摩：穴位按摩可以有效增强妊娠期糖尿病的治疗效果，改善妊娠期糖尿病患者妊娠结局。在常规治疗的基础上，妊娠期糖尿病患者给予穴位按摩干预措施，明显降低空腹血糖、餐后 2 h 血糖及糖化血红蛋白水平。

⑤针灸治疗：通过体针、艾条灸、耳针等手法，可以改善妊娠期糖尿病患者的糖、脂质代谢及胰岛素抵抗等，疗效与患者的年龄、肥胖度、病因诱因和病程长短等密切相关。

第八章　血脂异常

血脂异常一般是指血清中致动脉粥样硬化的 TC、LDL-C、TG、apoB 和（或）Lp（a）增高，而抗动脉粥样硬化的 HDL-C 和（或）apoA 降低。血脂异常在动脉粥样硬化的发生发展及其引起心脑血管病中起非常重要的作用。血脂异常是指病理状态下各种脂蛋白的变化包括其增多或减少、组成改变及载脂蛋白的分子变异等。其种类繁多统称为"异常脂蛋白血症"（dyslipoproteinemia），临床上简称为血脂异常（dyslipidemia）。

1　诊断

由于血脂异常的临床表现较少，故血脂异常的诊断主要依靠实验室检查。作为一般临床诊断检查，测定 TC、TG、HDL-C 及 LDL-C 四项指标即可。但需注意受检查者必须是空腹 12 小时以上，且抽血前的最后一餐禁饮酒及高脂肪饮食。若测定结果异常，应在两周后复查，若仍异常则可确诊。

在正常饮食情况下，2 周内如 2 次测血清总胆固醇（TC）均 ≥ 6.0 mmol/L（230 mg/dl）或甘油三酯（TG）≥ 1.54 mmol/L（140 mg/dl）或高密度脂蛋白（HDL-C）男性 ≤ 1.04 mmol/L（40 mg/dl）、女性 ≤ 1.17 mmol/L（45 mg/dl）者，即可确诊。

2　中医治疗

2.1　辨证治疗

（1）气阴两虚证：气短乏力，纳差腹胀，四肢不温，腰膝酸软，便溏，夜尿频多，小便色清，舌淡胖边有齿痕，脉沉弱。治法：益气养阴。方药：参芪地黄汤加减。党参、生黄芪、生地、山萸肉、山药、丹皮、茯苓、泽泻、桂枝、炙附子等。

（2）痰湿内阻证：困倦，乏力，头身沉重，腹胀腹泻，食欲不振，可伴有形体肥胖，舌苔腻或厚，脉滑或缓。治法：健脾化湿。方药：半夏白术天麻汤加减。半夏、白术、天麻、生姜等。

（3）脾肾阳虚证：畏寒肢冷，腰膝酸软，面色㿠白，腹部冷痛，久泄久痢，或完谷不化，食欲不振，脘腹胀闷，头晕乏力，精神萎靡，浮肿尿少，舌淡胖，苔白滑，脉沉迟无力。治法：温补脾肾。方药：金匮肾气丸加减。地黄、茯苓、山药、山茱萸、牡丹皮、泽泻、桂枝、牛膝、车前子、附子等。

（4）瘀血阻络证：肢体麻痛，面色晦黯，口唇紫黯，或伴有双下肢浮肿，眼睑肿胀，舌黯或有瘀斑，苔薄，脉沉弦或涩。治法：滋肾活血化瘀。方药：黄芪桂枝五物汤加减。黄芪、桂枝、芍药、生姜、大枣等。

以上为4种基本证型，临床则多见两证或数证夹杂，如气阴两虚夹痰湿证、痰瘀互结证等，可按其舌脉，分别主次，随证治之。

2.2 复方治疗

自拟通脉调脂丸：生黄芪25 g，柴胡12 g，泽泻15 g，丹参20 g，田三七5 g，生山楂25 g，何首乌20 g，草决明15 g，黄精20 g，枸杞15 g，桑寄生15 g，具有补气行水、活血化瘀、消积泄浊、利湿化痰、补肝填精之功效。临床试验显示：治疗血脂异常患者，临床症状有其不同程度的明显改善，且在血脂下降至正常值时，即使继续服用，血脂基本不再下降，保持在一种稳定状态；故用于高脂血症患者的治疗和预防保健，有其明显的作用。【湖南中医药大学学报，2010，30（9）：158-170】

加味苓桂术甘汤：桂枝3 g，炙甘草6 g，茯苓12 g，制半夏10 g，白术15 g，泽泻15 g，丹参20 g，红花5 g，白芍15 g，黄芪12 g，山楂10 g。临床试验显示：治疗后胸闷、气促、乏力、眩晕、形体肥胖、舌紫黯、苔厚腻等主要症候的改善明显，并能有效降低血脂，改善高脂血症症状及血液流变性，未见明显不良反应。【中国中医急症，2004，13（11）：734-735】

自拟通脑心脉灵：黄芪50 g，丹参30 g，桃仁15 g，水蛭10 g，虻虫10 g，大黄5 g，肉桂5 g，当归15 g。现代研究表明，血清脂质过氧化反应可诱导炎症因子及炎症反应。本研究发现通脑心脉灵在降低血脂的同时，能明显降低IL-8、MDA水平，且能使SOD活性明显升高，提示本方可能通过降低血清脂质过氧化物浓度以及提高清除氧自由基的能力，来降低炎症因子水平和减轻炎症反应，抑制脂质过氧化损伤，保护内皮细胞，起抗动脉粥样硬化的作用。【江苏中医药，2011，43（5）：33-34】

八味茶：金银花 15 g，菊花 10 g，红花 5 g，淡竹叶 5 g，枸杞子 5 g，山楂 5 g，绿萼梅 5 g，决明子 5 g。研究结果显示，八味茶能够有效地改善痰浊阻遏型高脂血症患者中医证候，降低 TC、TG，升高 HDL-C，且无不良反应，患者依从性良好，可有效用于治疗高脂血症。【上海中医药杂志 [J]. 2008，42（5）：22-23】

血府逐瘀汤：当归 10 g、川芎 10 g、生地黄 10 g、桃仁 10 g、红花 6 g、积壳 12 g、赤芍 12 g、柴胡 10 g、甘草 6 g、桔梗 6 g、牛膝 15 g，具有活血通脉、祛瘀化痰之法。研究证明本方具有保护血管内皮功能、改善血液流变性、降血脂等功效。同时显示，血府逐瘀汤可有效降低老年原发性高脂血症患者血脂水平，改善患者血液流变性，是防治老年原发性高脂血症的理想方药。【中国自然医学杂志 [J]. 2010，12（5）：330-332】

自拟红灯散瘀汤：灯盏细辛 10 g、红花 15 g、决明子 10 g、银杏叶 6 g、桃仁 15 g、川芎 12 g、杜仲 12 g、甘草 10 g、当归 10 g、半夏 6 g，具有益气健脾、化痰降浊、活血化瘀、滋补肝肾的功效。研究显示，红灯散瘀汤可以有效降低血 TC 及 TG 水平，治疗前后对比差异有统计学意义，血脂下降的水平及治疗有效率均高于对照药物。红灯散瘀降血脂可能与以下机制有关：抑制肠道胆固醇吸收，促进胆固醇排泄、抑制胆固醇及 TG 合成，影响体内脂代谢过程有关。【中国药物与临床 [J]. 2011，11（8）：901-902】

自拟活血降脂汤：丹参 30 g，生山楂 30 g，桃仁 12 g，红花 9 g，决明子 15 g，茯苓 18 g，泽泻 12 g，瓜蒌 15 g。研究表明，活血降脂汤可以明显改善血脂代谢，降低 TG、Apo B 和升高 Apo A-I 水平；以理气活血、祛痰降浊为法治疗高脂血症，可使气机畅通，血瘀得通，痰浊得化，从而使气血得运、血脉通畅，从而有效调节血脂。【世界中西医结合杂志 [J]. 2008，3（8）：471-473】

降脂方：首乌 50 g，枸杞 50g，菊花 25 g，草决明 25 g，山楂 50 g，麦芽 50 g，鸡内金 25 g，陈皮 15 g，苍术 30 g，砂仁 10 g，红花 15 g，郁金 25 g，姜黄 35 g。研究表明降脂方可明显改善高血脂症患者的临床症状和 TC、TG、HDL-C、LDL-C 等血清生化指标，且无明显的不良反应。【中医药学报，2011，39（6）：121-122】

越鞠丸加减：川芎 12 g，苍术 12 g，香附 12 g，神曲 12 g，炒山栀 12 g。临床观察显示：越鞠丸治疗组可使 TC、LDL-C 降低，使 HDL-C 升高，其临床疗效明显。以越鞠丸调整血脂，使气机流畅，五郁得解，清升浊降，血脂正常。现代研究认为 HDL-C 参与脂质的运转与利用，结果中 HDL-C 显著升

高，可能提示越鞠丸可以作为高脂血症的预防性药物。【上海中医药杂志 [J]，2008，42（1）：35-36】

自拟降浊活血汤：丹参 25 g，生山楂 20 g，白术 20 g，瓜蒌 15 g，泽泻 15 g，决明子 20 g 及何首乌 20 g，具有活血化瘀，祛痰通经，健脾益肾之功效。研究显示，本方治疗总有效率较高，患者治疗后临床症状体征积分较治疗前明显减少，患者治疗后 TC、TG、HDL-C 及 LDL-C 等血脂指标较治疗前均明显改善。【中医中药，2012，10（13）：272-273】

自拟降脂丸：炒白术、炒鸡内金、西洋参、生山楂、泽泻、炒决明子、水蛭、制大黄等，可以改善脾虚痰瘀停滞之症，对高脂血症患者达到良好治疗效果。观察结果表明，降脂丸能有效地降低血清 TC、TG 及 LDL-C，升高 HDL-C，减少不良反应，改善患者脂代谢紊乱的状态，对防治糖尿病心脑血管等慢性并发症具有一定的疗效。【中医临床研究，2012，4（3）：78-79】

自拟泽泻汤：泽泻 30 g，白术 15 g，萹蓄 15 g，草薢 15 g。资料显示，泽泻汤加味可降低血清 TC 数值，与必降脂疗效相当，降 TG 效果更明显。【中医药临床杂志 [J]. 2005，17（5）：454-455】

自拟降脂通脉饮：黄芪 40 g，白术 15 g，法半夏（打）10 g，胆星 6 g，丹参 15 g，三七 6 g，红花 10 g，葛根 18 g，茯苓 30 g，泽泻 20 g，枳壳 12 g，山楂 12 g，木香（后下）10 g，神曲 10 g，钩藤（后下）15 g，天麻 12 g，酒大黄 6 g，甘草 6 g。研究治疗显示，口服本方后，患者的中医症候疗效及血脂指标疗效均有明显改善，治疗后血脂及血液流变学各项指标改善情况明显，提示本方对于高脂血症患者具有确切的疗效。【中医临床研究，2014，6（5）：19-21】

半夏白术天麻汤：清半夏、白术、陈皮各 9 g，茯苓、山楂各 12 g，胆南星 6 g，草决明、荷叶各 10 g，薏苡仁、茵陈蒿各 15 g，具有健脾燥湿、清热除痰、升清泄浊之功效，使脾气机调畅，痰浊消除。观察表明，半夏白术天麻汤具有明显的调节血脂代谢作用，能降低血浆 TC、TG 和 LDL-C 水平，提高 HDL-C 水平；在减轻患者症状、改善生活质量方面疗效显著，且应用安全，值得临床推广应用。【中国中医急症，2010，19（6）：910-911】

降脂益肝汤：枸杞子 20 g，生何首乌 15～20 g，泽泻 20～30 g，败酱草 30 g，决明子 30 g，丹参 15～30 g，生山楂 30 g，黄精 15～20 g，虎杖 12～15 g，大荷叶 15 g。降脂益肝汤可有效降低 TC、TG 和 LDL-C 水平，提高 HDL-C 在血液中的水平，增强高密度脂蛋白转运胆固醇的能力，载脂蛋白 A 的功能也得到了相应改善，使血脂水平降低，进而降低了血液黏稠度，改善了微循环，并降低了高脂血症的发生率。【人民军医，2012，55（1）：39-40】

2.3 中成药

（1）蒲参胶囊：由生蒲黄、党参、丹参、何首乌、川芎、赤芍、生山楂、泽泻等组成。蒲参胶囊在调整血脂的同时，可有效降低全血高、低切黏度，因而有抗动脉粥样硬化、防治冠心病的作用。试验研究 240 例原发血脂异常患者，总有效率为 76.3 %，且能证明蒲参胶囊能够有效地降低 TC、TG、LDL-C 水平，尤其是 TG，并能升高 HDL-C。【中国中西医结合杂志 [J]. 2004，24（3）：227-229】

（2）降脂通络软胶囊：主要成分总姜黄素，有活血行气、化瘀通脉的作用，以健脾益气固本、化痰降浊、行气化瘀为治疗原则，从而起到降脂祛浊之功效。研究结果说明降脂通络软胶囊在降低患者 TG 水平方面效果明显，在改善中医证候疗效总有效率方面较好。中药降脂通络软胶囊可以改善高脂血症患者体内的湿浊之气，血脉瘀阻之症，从而起到活血化瘀、健脾行气，降脂祛浊之作用，并且使用安全、方便。【中医杂志 [J]. 2013，54（16）：1398-1400】

（3）清脂六通丸：主要由醋香附、醋五灵脂、大黄等组成，具有疏肝理气、活血化痰的作用。研究表明，对于证属气滞血瘀、痰浊内阻的高脂血症有明显疗效，可显著改善中医临床证候，可降低血清 TC、LDL-C、TG 水平，治疗效果与对照药脂必妥相当，是一种安全、有效的降脂中成药。【中国中医药信息杂志，2005，12（4）：16-18】

（4）苏子油软胶囊：紫苏子具有行气消痰，降脂通脉之功效，可用于治疗高脂血症（痰涎阻遏证），经冷榨取得的脂肪油加工制成苏子油软胶囊，主要成分是 α 亚麻酸（十八碳三烯酸 X-3）。试验结果可见，血脂异常患者的总胆固醇、甘油三脂、高密度脂蛋白、低密度脂蛋白、极低密度脂蛋白等在治疗后均有明显改善，中医证候积分在治疗后有明显降低，患者的头重如裹、胸闷、呕恶痰涎、肢麻沉重等症状在治疗后均有明显降低。【中国实验方剂学杂志，2005，11（4）：67-68】

（5）血脂康胶囊：由特制红曲发酵精制而成，含有 13 种天然莫纳叮林，是他汀同系物，起调脂作用。此外血脂康还有抗动脉粥样硬化的作用：①通过抑制血管平滑肌细胞增殖迁移，从而抑制病变血管内膜增生，预防动脉粥样硬化进展及血管成形术后的再狭窄；②抑制巨噬细胞分泌的基质金属

蛋白酶 -2（MMP-2）活性，有助于预防动脉粥样硬化斑块破裂所致的急性心血管事件；③对 LDL 氧化的抑制作用随浓度增加及时间的延长而增强；④抑制黏附因子表达，抑制单核细胞黏附；⑤改善血管内皮功能；⑥降低冠心病患者 C 反应蛋白水平，抑制炎症反应，稳定动脉粥样硬化斑块；⑦通过减少斑块内的脂质成分促进斑块的稳定；⑧促进线粒体氧化磷酸化，减少细胞内氧自由基的产生，同时促进肝细胞线粒体膜去极化，保护线粒体功能，具有抗氧化作用。同时血脂康还有多种不饱和脂肪酸和人体必需氨基酸，它能抑制肝内胆固醇的合成，降低血中 LDL-C，升高 HDL-C，这对防止动脉粥样硬化是有益的。充分肯定了血脂康对于冠心病、脑血管病患者的有效性。【云南中医中药杂志，2012，33（3）：14-17】

（6）脑心通胶囊：由黄芪、地龙、丹参、红花、川芎、全蝎、当归、赤芍、乳香、没药、桂枝、水蛭等药物组成。脑心通胶囊口服治疗 92 例高血脂患者，治疗后 TC、TG 明显下降。脑心通胶囊治疗高脂血症疗效显著。【浙江中医杂志，2009，44（2）：147】

（7）利脉胶囊：由首乌、山药、女贞子、草决明、黄精、海藻、石菖蒲、三七、山楂、川芎、牛膝、丹参等多种药物组成，具有平补肝肾、健脾化痰、活血化瘀、利脉降脂之功效，治疗高脂血症具有疗效高、副作用少、服用方便等优点。治疗 51 例血脂异常患者，总有效率为 94.12%，TC、TG、LDL-C 下降，HDL-C 上升，患者的舌质、舌苔改善情况显著。【齐鲁护理杂志，2008，14（3）：16-17】

（8）绞股蓝总甙分散片：绞股蓝含有人参皂甙，有显著降低血清脂质（包括总胆固醇、三酰甘油、低密度脂蛋白）和升高血清高密度脂蛋白作用。此外，动物实验还证明，绞股蓝有防止脂质在血管壁的沉积，提高免疫功能，抑制糖皮质激素引起的不良反应等。经临床观察绞股蓝无明显不良反应，且药源广、价格廉、服用方便，值得推荐。【四川医学 [J]. 2006，27（6）：606-607】

（9）百灵丹：以优质大黄为主，配伍生地黄、水蛭、泽泻、黄连、甘草、药酒等，具有通腑泄浊、活血祛痰、补肾健脾等作用。百灵丹对高脂血症降脂作用确切，对高脂血症大鼠有降脂及改善血液流变学指标的作用。治疗前后血脂变化有显著差异，可降低高脂血症大鼠血清 TC、TG、LDL-C、HDL-C、TC/HDL-C 及肝组织 TC、TG 含量，并改善血液流变学指标。【中国中医药信息杂志 [J]. 2001，8（5）：40-41】

（10）丹田降脂丸：含有人参、何首乌、黄精、丹参、三七、当归、川芎、泽泻等，具有益气通脉、健脾化浊、滋养肝肾之功效，从而对高脂血症标本兼治，而且可改善脂质代谢。丹田降脂丸具有较好的降血脂作用，能改善高脂血症患者的脂质代谢，同时对患者的临床症状有明显改善作用，临床应用安全。丹田降脂丸治疗6周300例血脂异常患者后，其中临床疗效总有效率达75.7%，且血脂指标、血液流变学各项指标的改善与治疗前比较，改善明显。【新中医[J].2012，44（1）：25-26】

2.4　单味中药治疗

（1）玄参：味甘、苦、咸，微寒。归肺、胃、肾经。有清热凉血，滋阴降火，解毒散结的功能。临床药理研究表明，玄参有降压、强心、扩张周围血管及抗菌、降血糖等作用。【中国医药指南，2013，11（26）：49-51】

（2）麦冬：味甘、微苦、性微寒，入心、肺、胃经，具有滋阴益精、养阴益气、清心除烦、润肠通便等功效。麦冬广泛应用于心脑血管、免疫调节、抗肿瘤、降血糖等治疗，具有较强的临床应用价值。【天津药学，2012，24（4）：69-70】

（3）丹参：味苦，性微寒；归心、肝经。《吴普本草》言："治心腹痛。"有研究表明丹参具有抑制胆固醇内源合成作用。【山东中医药大学学报，2013，37（3）：186-187】

（4）泽泻：性寒，味甘、淡，归肾、膀胱经，具有利水渗湿、泄热等功效，用于小便不利、水肿胀满、泄泻、尿少、痰饮、眩晕、热淋涩痛等症。现代医学研究结果表明，泽泻可降低血清总胆固醇及甘油三酯含量，减缓动脉粥样硬化斑块的形成，临床应用较为广泛。【中国医药指南（学术版），2007，09 S：37-38】

此外，茯苓、丹皮、山茱萸等中药均被研究证实有降血糖、改善血脂等作用。

2.5　非药物治疗

①艾灸疗法：在常规治疗的基础上进行辨证施灸治疗，对血脂异常患者有较好的调节作用。艾灸操作简便，患者可自行在家中进行，易于坚持治疗，疗效确切，价格便宜，因不良反应少而具独特优势。

②刺血拔罐疗法：刺血拔罐对血脂异常的患者有一定的良性调节作用。针刺通过对特定穴位的良性刺激，可以改善局部组织的代谢，同时通过神经

系统调整内脏功能，调动起自身潜在的抗病能力，实现良性调节作用。经现代研究证实，刺血疗法能够有效地改善高血压患者血液循环，降低血液黏稠度。对血液成分进行良性调节，刺激血管引起血管平滑肌细胞复杂的信号传导变化，产生细胞内、细胞间及血管中部和整体的调节反应。并且引出的血液为脂质成分高的血，从而达到了降血脂、降低血液黏稠度的目的。另外，拔罐后，罐内形成的负压可以使局部毛细血管充血，甚至破裂，表皮瘀血，出现自体溶血现象，随即产生一种类组织胺的物质，随体液周流全身，形成一种良性刺激作用，刺激各种器官，增强其功能活动。

③经穴磁导疗法：利用磁圆针的高磁和扣打、刮摩、按摩等效应作用于人体的经络、穴位，发挥疏经活络、健脾除湿、解毒镇惊等作用而治疗疾病。经穴磁导疗法有明显的降血脂作用，能改善 HL 患者的各项指标，调节脂质代谢，可明显改善患者的临床症状，如头重如裹、心前区刺痛、呕恶痰涎、肢麻沉重等；明显降低动脉硬化指数，延缓动脉硬化发展，有明显的抗动脉硬化的作用。

④耳尖放血疗法： 在常规治疗的基础上，加用耳尖放血疗法，对患者的TC、TG、LDL-C 均有明显改善。

⑤针灸疗法：针灸特定穴位对血脂异常患者的总胆固醇、三酰甘油、低密度脂蛋白胆固醇、高密度脂蛋白胆固醇具有良性调整作用，针灸的疗效与患者的年龄、肥胖度、病因诱因和病程长短等密切相关。

⑥穴位埋线疗法：辨证施治穴位埋线治疗，对血脂异常的患者有一定的调节作用。选定特定的穴位和埋线部位，对患者的治疗，尤其是总胆固醇（TC）、甘油三酯（TG）等数值，有一定的改善作用。

⑦穴位注射疗法： 辨证施治穴位注射治疗，选定一定药物注射液穴位注射治疗效果明显。

第九章　代谢综合征

代谢综合征（metabolicsyndrome，MS）是一组以高血糖、肥胖、血脂异常和高血压等集簇存在为标志的临床综合征。在代谢上相互关联的危险因素的组合，严重影响机体健康。它不仅直接促进了动脉粥样硬化性心血管疾病的发生，也增加了发生 2 型糖尿病的风险。其临床重要性在于与之相关的高危心血管疾病和糖尿病等。中心性肥胖和胰岛素抵抗是被公认的重要致病因素。目前，关于 MS 及其各个组分的发病机制复杂，可能机制有糖脂代谢和胰岛素生物效应、作用途径及信号转导异常，以及下丘脑—垂体—肾上腺轴调控异常、神经体液调节异常、炎症反应或氧化应激等。

1　诊断

本病的西医诊断标准参照《中国 2 型糖尿病防治指南（2013 年版）》中的代谢综合征的诊断标准进行诊断，具有以下 4 项中的至少 3 项以上即可确诊：

（1）腹型肥胖：腰围男性 ≥ 90 cm，女性 ≥ 85 cm；

（2）高血糖：空腹血糖 ≥ 6.1 mmol/L 或糖负荷 2 小时后血糖 ≥ 7.8 mmol/L 和（或）已确诊为糖尿病治疗者；

（3）高血压：血压 ≥ 130/85 mmHg，及（或）已确认为高血压并治疗者；

（4）空腹甘油三酯（TG）≥ 1.70 mmol/L；

（5）高密度脂蛋白（HDL-C）< 1.04 mmol/L。

2　中医治疗

2.1　辨证治疗

（1）肝胃郁热证：口干多食，烦躁易怒，头晕目眩，口苦口臭，大便干，舌红苔黄，脉弦。治法：清热解郁。方药：大柴胡汤加减。柴胡、芍药、大黄、枳实、黄芩、半夏等。

（2）肝郁脾虚证：形体肥胖，倦怠乏力，情志不遂，抑郁焦虑，腹胀胁痛，心悸不宁，舌质淡红，苔薄黄而腻，脉滑数。治法：疏肝解郁、健脾益气。方药：解郁健脾汤加减。黄芪、山药、香附、郁金、川芎、生蒲黄、苍术、泽泻、黄连、决明子、生山楂、生麦芽等。

（3）痰湿困阻证：身体重着，肢体困倦，胸膈痞满，痰湿壅盛，头晕目眩，呕不欲食，苔白腻，脉滑。治法：燥湿化痰、健脾理气。方药：香砂六君子汤合半夏白术天麻汤加减。党参、白术、茯苓、陈皮、半夏、木香、砂仁等。

（4）瘀血阻络证：胸闷胁胀，烦躁易怒，夜寐不安，舌黯红或瘀点，脉沉弦或涩。治法：活血化瘀通络。方药：血府逐瘀汤加减。桃仁、红花、川芎、赤芍、牛膝、柴胡、枳壳、桔梗、生地黄、当归等。

（5）气阴两虚证：体倦乏力，口干多饮，少气懒言，自汗盗汗，尿频，舌淡红，苔少，脉细。治法：益气养阴。方药：参芪地黄汤加减。黄芪、党参、熟地黄、山茱萸、山药、茯苓、泽泻、丹皮等。

（6）肝肾阴虚证：头晕，耳鸣，健忘失眠，多梦，胁痛，腰膝酸软，颧红盗汗，舌红，少苔，脉细数。治法：滋补肝肾、养阴填精。方药：左归丸加减。熟地黄、山茱萸、山药、枸杞、菟丝子、牛膝、龟板等。

（7）阴阳两虚证：面色憔悴，耳轮干枯，腰膝酸软，四肢欠温，畏寒怕冷，阳痿或月经不调，舌苔白而干，脉沉细无力。治法：滋阴温阳、补肾固肾。方药：六味丸合二仙汤加减。熟地黄、山茱萸、山药、茯苓、泽泻、丹皮、仙灵脾、仙茅、附子、肉桂等。

以上为7种基本证型，临床则多见两证或数证夹杂，如气阴两虚夹瘀证、痰瘀互结证等，可按其舌脉，分别主次，随证治之。

2.2　复方治疗

六郁汤：半夏12g，栀子12g，香附12g，枳实12g，苍术12g，厚朴12g，陈皮12g，川芎15g，茯苓15g，砂仁15g，甘草6g，有理气健脾、燥湿活血之功。治疗102例湿阻代谢综合征试验患者，患者的体重、体重指数、腰围均有明显改善，阳性症状在治疗前改善明显，不良反应较小。【浙江中医杂志，2014，49（8）：555-556】

半夏白术天麻组方：半夏10g，白术12g，天麻10g，胆南星6g，枳实 10 g，荷叶 15 g，泽泻 10 g，苍术 15 g，莱菔子 10 g，丹参 15 g，生首乌 12 g，绞股蓝 12 g，有健脾、化痰、利湿之功。研究结果显示，患者临床特征的改善主要表现为降 TG 作用，也有降低体重的作用，其临床特征的改善随体质量的减轻而改善。治疗 40 例代谢综合征患者，其腰围、体重指数、收缩压较治疗前明显下降，胆固醇、甘油三酯、高密度脂蛋白、低密度脂蛋白、空腹血糖分别比治疗前明显下降。【中国药师，2011，14（1）：109-110】

四君子汤合四逆散加味方：党参 15 g，茯苓、白术各 15 g，炙甘草 6 g，柴胡 6 g，赤芍 12 g，枳壳 6 g，三七 6 g，丹参 20 g，淮山药 30 g，玉米须 15 g 等，有疏肝健脾、化痰利水、活血化瘀之功。治疗 30 例代谢综合征患者，其治疗后症状积分与治疗前比较有明显改善。【中医药导报，2012，18（8）：29-31】

葛根芩连汤合平胃散加味方：葛根 30 g，黄芩 15 g，黄连 10 g，苍术 20 g，厚朴 15 g，陈皮 15 g，白术 20 g，泽泻 20 g，藿香 15 g，丹参 20 g，黄芪 30 g，甘草 10 g，有清热泄浊、运脾化湿、活血通络、益气健脾之功。治疗 30 例患者：治疗后收缩压、舒张压、空腹血糖、餐后 2 小时血糖、糖化血红蛋白明显改善，甘油三酯亦有明显改善。【江苏中医药，2009，41（5）：28-29】

代谢方：苍术 15 g，白术 15 g，茯苓 15 g，柴胡 9 g，乌药 9 g，蒲黄 15 g，黄连 3 g，天南星 12 g 等，有健脾行气、化湿散瘀之功。治疗 50 例患者，治疗后患者的体重指数、腰围值较治疗前明显减少，血压明显下降；空腹血糖、餐后 2 小时血糖、糖化血红蛋白、游离脂肪酸、低密度脂蛋白较治疗前均明显下降；高密度脂蛋白较治疗前有明显增高；空腹胰岛素、胰岛素抵抗指数较治疗前后明显下降。【上海中医药杂志，2014，48（5）：60-61，65】

疏肝健脾方：柴胡 15 g，白术 15 g，白芍 10 g，当归 10 g，茯苓 20 g，生地黄 20 g，黄芪 30 g，泽泻 20 g，薏苡仁 20 g，牡丹皮 20 g，山药 20 g，甘草 20 g 等，有疏肝健脾、活血化痰祛湿之功效。临床试验研究显示：总有效率为 96.08 %，治疗后收缩压、舒张压、空腹血糖、餐后 2 小时血糖、体重指数、胰岛素、甘油三酯、胆固醇、低密度脂蛋白降低，高密度脂蛋白明显升高。【广州中医药大学学报，2008，25（1）：23-26】

疏肝健脾化痰方：柴胡 6 g，枳壳 6 g，三七 6 g，炙甘草 6 g，党参 15 g，茯苓 15 g，白术 15 g，山楂 15 g，赤芍 12 g 等，有健脾益气、活血行水之功。治疗 32 例，患者治疗后的临床证候积分、收缩压、舒张压、空腹血糖、餐后 2 小时血糖、甘油三脂、胆固醇都有显著下降。【中华中医药学刊，2008，

26（10）：2242-2245】

导痰汤：半夏10g，制天南星5g，陈皮10g，枳实10g，茯苓15g，生姜5g，甘草5g，有燥湿化痰、行气开郁之功。治疗56例，治疗后血清甘油三酯水平显著下降，血清高密度脂蛋白高于治疗前，收缩压显著低于治疗前。【吉林中医药，2014，34（4）：376-378】

清瘀化痰饮：丹参、黄芪、决明子、山楂、昆布、薏苡仁、川芎、当归、苍术、泽泻、茯苓、大黄等，有健脾除湿、活血行滞之功。临床试验研究显示，总有效率为90％，患者体重下降明显。【陕西中医，2010，08：981-982】

化湿解毒方：苏梗、藿香、苍术、山楂、草决明、水红花子各15g，白花蛇舌草30g，丹参24g，黄芪20g，玄参、葛根、生地黄各12g，泽泻18g，有化湿解毒、去瘀生新之功。临床试验研究显示：治疗40例，总有效率为92.5％。【陕西中医，2012，33（8）：990-991】

二陈汤合大柴胡汤：半夏15g，陈皮15g，柴胡15g，枳实9g，茯苓9g，黄芩9g，芍药9g，大黄6g，生姜6g，大枣4枚，有理气化痰、清肝泄热之功。治疗43例，患者空腹血糖、餐后2小时血糖、三酰甘油、低密度脂蛋白、收缩压、舒张压和体重指数改善明显。【中外医疗，2014（6）：131，133】

泻浊茶：生山楂、制首乌、泽泻、决明子、干荷叶、丹参各10g，制大黄、郁金各5g，薏苡仁、黄芪各15g，代茶饮，具有减肥、降糖、降脂、降压、保肝、护肝等作用。临床试验研究显示：治疗63例，总有效率为92.06％。临床疗效、减少腹围、降低甘油三酯、升高高密度胆固醇方面效果明显；在降低收缩压、降低血糖、餐后2小时血糖明显改善，在降低舒张压、升高高密度脂蛋白方面也有所改善。【浙江中医杂志，2012，11：803】

川丹消斑汤：川芎10g，丹参15g，当归12g，水蛭（冲服）3g，山楂30g，豨莶草10g，具有降血脂、降血压、抗血小板聚集、抗动脉硬化、改善血液循环的作用。治疗100例，总有效率为91％；心脑血管事件再住院率降低，甘油三酯、高密度脂蛋白、颈动脉内 - 中膜变薄、颈动脉斑块积分减少改善；治疗后颈动脉内 - 中膜变薄、颈动脉斑块积分减少。【西部中医药，2013，26（5）：100-102】

代谢调衡饮：葛根30g，川芎10g，丹参30g，山楂30g，玄参15g，泽泻30g，枸杞子15g，茯苓30g，银杏叶10g，具有化痰祛瘀、清热利湿之功。临床试验研究显示，治疗30例，在体重指数下降、降低收缩压和舒张压、空腹血糖、总胆固醇、甘油三酯的效果明显，升高高密度脂蛋白的数

值。【Progressin Modern Biomedicine，2012，1（19）：3685-3688】

血管软化汤：桑寄生、罗布麻叶、当归、赤芍、川芎、天麻、黑杜仲、丹参、蔓荆子、菊花、水蛭、桑叶、黄连、葛根、川贝母等，具有滋补肝肾、活血化痰之功。治疗 58 例，总有效率为 98.3%，治疗后甘油三酯及血压明显下降，高密度脂蛋白上升，空腹血糖下降。【中医学报，2012，08：1006-1007】

化瘀温胆汤：陈皮 10 g，半夏 10 g，茯苓 10 g，甘草 10 g，枳实 10 g，竹茹 10 g，黄芩 10 g，酒芍 20 g，三七 15 g，炒泽泻 15 g，具有清热化湿、化瘀逐痰之功效。治疗 52 例患者，腰围缩小，空腹血糖明显降低；胰岛素抵抗指数明显改善；舒张压明显降低，脉压明显缩小；血清胆固醇、甘油三酯、低密度脂蛋白水平明显降低，高密度脂蛋白明显升高。【中华中医药学刊，2012，30（1）：72-74】

疏肝活血化痰方：茵陈 30 g，郁金 12 g，赤芍 15 g，柴胡 9 g，半夏 9 g，姜黄 9 g，三七参 3 g，生山楂 30 g，具有疏肝健脾、活血化痰的功效。治疗 69 例患者，治疗后，中医证候积分明显降低；空腹血糖、餐后 2 小时血糖、空腹胰岛素、胰岛素敏感指数显著改善；三酰甘油、胆固醇、低密度脂蛋白级体重指数显著降低；全血黏度、还原黏度、纤维蛋白原和红细胞聚集指数显著下降。【上海中医药杂志，2008，42（12）：25-27】

加味温胆汤：法半夏 12 g，陈皮 12 g，茯苓 12 g，竹茹 6 g，枳实 6 g，地龙 6 g，大黄 6 g，大枣 6 g，生姜 6 g，甘草 6 g，淫羊藿 10 g，全方寒热并用、攻补兼施，共奏豁痰泄浊、通络温肾之功。在改善生活方式、常规对症治疗的基础上，加用加味温胆汤可明显改善患者代谢综合征糖脂代谢及血压水平，改善胰岛功能。临床试验研究显示：治疗 30 例，总有效率为 86.67%，中医证候总积分、收缩压、舒张压、腰围、甘油三酯、空腹血糖、空腹胰岛素均下降。【新中医，2011，43（8）：52-54】

加味黄连温胆汤：山楂 20 g，茯苓 15 g，川芎 15 g，半夏 12 g，陈皮 10 g，黄连 9 g，枳实 6 g，竹茹 6 g，甘草 6 g，大枣 6 枚，具有清热祛痰、活血化瘀之功。现代药理学证明，黄连温胆汤不仅可较快的改善和消除糖尿病酮症出现的症状，缩短病程，而且还能明显改善高凝、高黏状态，改善血脂，减肥，还能减少胰岛素及口服降糖药的用量。临床试验研究显示，治疗 30 例代谢综合征的患者，总有效率为 93.3%。【陕西中医，2011，32（8）：972-973】

加味半夏白术天麻汤：半夏 9 g，天麻 6 g，白术 15 g，首乌 15 g，山楂 15 g，葛根 20 g，陈皮 10 g，泽泻 30 g，丹参 25 g，黄芪 30 g，草决明 15 g，

茯苓 15 g 等，具有化痰降脂、息风降压、健脾降糖之功。治疗 30 例，总有效率 86.67 %，治疗后收缩压、舒张压、空腹血糖、餐后 2 小时血糖、低密度脂蛋白、胆固醇、甘油三酯、症候积分均有降低，尤其是收缩压、舒张压、证候积分具有显著效果。【中华中医药学刊，2008，26（10）：2242-2245]。

益肾活血方：制首乌、郁金、当归、丹参、玉竹、生山楂等 8 味，具有补益肝肾、活血化瘀之功。治疗 30 例，治疗后体重指数、收缩压、空腹血糖、餐后 2 小时血糖、胆固醇、低密度脂蛋白明显下降，在降低空腹血糖、低密度脂蛋白、胆固醇上，效果明显。【辽宁中医杂志，2013，40（4）：730-731】

滋阴清心汤：麦冬、生白芍、赤芍、玉竹、泽泻、党参、茯苓各 15 g，丹参、黄芪各 20 g，黄连 6 g，郁金、女贞子各 10 g，具有益气养阴、祛痰化瘀之功。治疗代谢综合征 50 例，总有效率 90 %；治疗后收缩压、舒张压、甘油三酯、高密度脂蛋白、空腹血糖均有明显改善，血清纤维蛋白原、纤维蛋白溶酶原激活物抑制物 -1 均有明显改善，根据简单相关分析（Spear 相关分析）和多元逐步回归分析：表明纤维蛋白原、纤维蛋白溶酶原激活物抑制物 -1、尿酸与体重、胰岛素抵抗指数、甘油三酯呈明显正相关。【浙江中医杂志，2011，46（1）：41-43】

消抵汤：黄芪 20 g，山药 15 g，生地黄 15 g，女贞子 15 g，知母 12 g，黄连 10 g，山楂 15 g，当归 10 g，具有益气养阴、清热燥湿、活血化瘀之效。现代药理证明，其可改善胰岛素抵抗，降低血脂、血压、血糖等。治疗 30 例，治疗后空腹血糖、餐后 2 小时血糖、胰岛素抵抗指数均较用药前明显下降，糖化血红蛋白下降，高密度脂蛋白升高，甘油三酯、总胆固醇、低密度脂蛋白、收缩压、舒张压明显下降。【基层医学论坛，2006，08：337-338】

榛黄解毒通络方：榛花、大黄、地黄、黄连、人参、丹参等，具有除湿降浊、益气通络、扶正抗毒之功。临床试验研究显示：患者在治疗后空腹血糖、体重指数、血压、总胆固醇明显低于治疗前。【中国民间疗法，2012，12：27-28】

益气活血降浊方：人参 10 g，川芎 15 g，僵蚕 15 g，淫羊藿 15 g，酒大黄 12 g，葛根 30 g，具有益气活血、化痰降浊之效。治疗 65 例，治疗后收缩压、舒张压、体重指数、空腹血糖、胆固醇、甘油三酯、低密度脂蛋白均有显著改善，高密度脂蛋白也有显著改善。【中医研究，2012，25（8）：35-37】

九味茶：丹参、银杏叶、生山楂、金银花、白菊花、枸杞子、黄芪、灵芝、大枣等，具有清肝健脾、活血化瘀之功。治疗 30 例，治疗后，体重指数、收缩压、舒张压、总胆固醇、甘油三酯、中医证候积分均较前明显降低，尤其是体重指数、甘油三酯、中医证候积分具有显著改善。【上海中医药杂志，2011，45（10）：39-41】

八味丸：干地黄24g、山茱萸12g、山药12g、泽泻9g、丹皮9g、茯苓9g、肉桂3g、炮附子3g，具有滋阴温肾之功。临床试验研究显示：治疗30例，总有效率90%；治疗后胰岛素抵抗有改善，收缩压和舒张压均降低，空腹血糖、餐后2小时血糖也明显降低；空腹和餐后胰岛素水平明显下降，ISI明显提高。【四川生理科学杂志，2005，27（2）：78-81】

复方三七颗粒：三七4g、制首乌10g、生山楂10g、丹参10g、菊花10g、薏苡仁15g、决明子10g，具有健脾益肾、活血化痰祛湿之功。治疗30例，治疗后收缩压、舒张压、空腹血糖、甘油三酯、体重指数、低密度脂蛋白具有显著降低；高密度脂蛋白升高。【光明中医，2009，24（9）：1695-1696】

2.3 中成药

（1）淫羊藿冲剂。由淫羊藿、黄芪、丹参、大黄、当归、枸杞子、茯苓、薏苡仁、白术、葛根组成，具有补脾益肾祛痰化瘀之功效。临床观察结果显示，治疗后空腹及餐后血糖，胰岛素均有明显下降，血脂有明显改善。【中国中医药科技 2005，12（3）：186-187】

（2）荷丹片。由荷叶、丹参、山楂、补骨脂、番泻叶等药物组成，具有化痰降浊活血化瘀之功。临床观察结果：治疗后体重、体重指数、胆固醇、甘油三酯明显下降，高密度脂蛋白明显升高，且较罗格列酮组更显著；空腹胰岛素、胰岛素抵抗指数、C-反应蛋白、纤维蛋白原水平均降低。【现代中西医结合杂志，2010，19（12）.1434-1435，1438】

（3）荷芪散。由荷叶、黄芪、何首乌等药物组成，以益气祛湿、瘦身通便为功效。临床观察结果：治疗前后腹围、体质量指数、收缩压、三酰甘油、低密度脂蛋白、腹血浆葡萄糖水平、餐后2小时血糖、瘦素、脂联素、肿瘤坏死因子均有显著改善。【中医学报，2012，27（8）：1008-1010】

（4）红荷清降胶囊。由荷叶、苍术、山楂、法半夏、黄芩黄连、党参、干姜等十二味中草药组成，具有健脾消脂、和胃降浊的功效。临床疗效结果显示，治疗后体重及身高体重指数及三酰甘油、总胆固醇、空腹血糖控制有明显改善，不良反应少。【湖北中医杂志，2014，36（04）：10-11】

（5）开降冲剂。由清半夏、薤白、黄连、黄芩、党参、薏苡仁、川芎、三七等组成，具有辛开肝脾郁滞、苦降胆胃湿火。临床疗效结果表明：明显改善症状积分及体重等指标，明显改善脂代谢和丙氨酸氨基转移酶，明显减少肝脏CT值、内脏脂肪面积，升高肝、脾CT比值。【中国中医药信息杂志，2010，17（7）：20-22】

（6）益糖康颗粒。由红参、黄芪、黄精、黄连、黄柏、茯苓、白术、五味子、枸杞子、酒大黄、三七、丹参、葛根、甘草等药物组成，具有健脾益气、疏肝滋阴、活血化痰之功效。临床研究表明：治疗后空腹血糖降低，糖化血红蛋白、餐后2小时血糖降低；治疗1年后糖化血红蛋白较基线下降，血脂谱与基线相比：甘油三酯下降16％；胆固醇下降10％，低密度脂蛋白下降8％，而高密度脂蛋白升高24％；患者空腹血糖每下降0.8 mmol/L，体重平均下降0.9 kg。【中华中医药学刊，2012，30（1）：11，2406-2408】

（7）平肝降压丸。由夏枯草、钩藤、羚羊角粉、苦丁茶、槐花、煅珍珠母、白蒺藜、煅磁石、黄芩、决明子、牛膝等组成，具有平肝潜阳、清肝泻火之功效。临床研究表明：体质量及体质量指数较治疗前均有明显变化，腰围有下降，对代谢综合征患者的血压和体质量指数有改善作用，不良反应少。【中国中医急症，2010，19（7）：1128，1147】

（8）清肝降糖片。由柴胡、炒山栀、黄连、黄芩、生地黄、百合、知母、花粉、天麻、石决明组成，具有清肝泻心、滋阴润燥、平肝息风之功效。临床研究表明：治疗后空腹血糖、餐后2小时血糖、空腹胰岛素、餐后2小时胰岛素、空腹C肽、餐后2小时C肽、胰岛素抵抗指数均较用药前明显下降；胰岛B细胞功能较用药前明显升高，糖化血红蛋白下降，甘油三酯、总胆固醇、低密度脂蛋白含量、收缩压、舒张压水平均较前明显下降。【中国中西医结合杂志，2005，25（5）：412-415】

（9）升降通脉散。由僵蚕（酒炒）、蝉蜕、姜黄、生大黄、黄连、西洋参、苍术、清半夏、全瓜蒌等药物组成，具有宣畅三焦气机、祛痰清热通瘀的功效。临床研究表明：治疗组总有效率90.0％，治疗后甘油三酯、胆固醇、空腹血糖、血压及体重指数均明显降低。【河北中医，2014，36（1）：14-16】

（10）凋谢胶囊。由天麻、全瓜蒌、泽泻、大黄等药物组成，具有调理脏腑、健脾舒肝之功。临床研究表明：治疗后降压起效时间较慢，但血压下降平稳，反复性小；谷丙转氨酶、谷草转氨酶、谷氨酰转肽酶有所改善，体重指数有所改善，不良反应少。【辽宁中医杂志，2006，33（10）：1294-1295】

（11）调燮丸。由全瓜蒌、决明子、黄芪、天花粉、生地黄、玄参、麦冬、苍术（炒）、白术、茯苓、砂仁、枳壳、白芍、知母（炒）、黄柏（炒）、怀牛膝、山茱萸、黄连、大黄（酒）、枳实、钩藤、生石决明、郁金、制香附、薤白等药物组成，具有调燮阴阳、消痰化瘀之功。临床研究表明：治疗后，头晕、口干、便秘、腹胀、胸闷、急躁易怒等症状明显改善，总有效率均在95％以上，尤其是便秘的疗效100％；空腹血糖、胆固醇、甘油三酯、低密度脂蛋白、糖化血红蛋白、胰岛素敏感指数均明显改善。【陕西中医，2011，32（12）：1623-1625】

（12）调脂颗粒。由白术、何首乌、决明子、水蛭、山楂、泽泻、甘草等药物组成，具有活血通络、清热化痰之功效。临床研究表明：治疗后总胆固醇、甘油三酯、低密度脂蛋白、高密度脂蛋白有所改善，尤其是总胆固醇和高密度脂蛋白。【中国中医药科技 2010，17（2）：95】

（13）降糖丸。由红参、黄芪、黄精、茯苓、白术、葛根、五味子、黄连、大黄、甘草等组成的，具有益气养阴、生津止渴之功效。临床研究表明：治疗组的血压、体重指数、空腹血糖和餐后2小时血糖的改善及达标率有明显改善；主要临床症状、全身状况及生存质量治疗组有所改善；证型积分从第10周开始显现。【中华中医药杂志，2012，27（11）：3003-3005】

（14）搜风顺气丸。由酒大黄、火麻仁、郁李仁、枳壳、山茱萸、车前子、槟榔、山药、怀牛膝、制胆南星、山楂等药物组成，具有祛湿除风的功效。临床研究表明：治疗总有效率93％。治疗后体重指数、空腹血糖、收缩压、三酰甘油、高密度脂蛋白均有明显改善，不良反应少。【山东中医杂志，2007，26（3）：163-164】

（15）脑心通胶囊。由黄芪、丹参、川芎、赤芍、红花等组成的，具有益气活血、化瘀通络、扶正固本的功效。临床研究表明：治疗组总有效率为95.0％；治疗后血压、血糖、三酰甘油、高密度脂蛋白有明显改善。【中西医结合心脑血管病杂志，2003，1（9）：546-547】

（16）糖脂平。由桑白皮、泽泻、鬼箭羽、黄连、大黄等组成，具有祛痰活血化瘀的功效。临床研究表明：治疗组总有效率为86.84％，治疗后空腹血糖、餐后2小时血糖、糖化血红蛋白均较治疗前下降；治疗后收缩压明显下降；治疗后总胆固醇、甘油三酯、低密度脂蛋白均较治疗前明显下降；体重、体重指数、空腹胰岛素、胰岛素抵抗指数有所下降。【中国实验方剂学杂志，2012，21：287-290】

（17）复方丹参滴丸。由丹参、三七、冰片等药物组成，具有活血化瘀的功效。现代研究表明：复方丹参滴丸能够明显降低 MS 患者的血黏度指标，具有防栓、抗凝的重要作用；HDL-C 能将外周血管壁内胆固醇转运至肝脏进行分解代谢，具有抗 AS 的作用。治疗后血黏度指标、高密度脂蛋白、餐后 2 小时血糖、餐后 2 小时胰岛素、尿微量白蛋白及血管性血友病因子较治疗前明显改善。【山东医药，2009，25：82-83】

（18）降糖三黄片。由大黄、玄明粉、桂枝各 6 g，桃仁 10 g，玄参、麦冬、黄芪各 12 g，生地黄 15 g，甘草 3 g 组成，每次 10 片，每日 3 次，具有益气养阴之功效。临床研究表明，总有效率 78.4 %。【陕西中医，2010，08：982-984】

（19）糖脂消胶囊。由丹参、汉防己、黄连、水蛭、黄芪、山药、丹皮等药物组成，具有益气养阴、活血凉血的功效。临床试验表明：合并糖尿病患者，降低空腹血糖、降低空腹胰岛素、改善胰岛素抵抗方面效果明显；合并血脂异常患者，降低甘油三酯、升高高密度脂蛋白方面效果明显。【山西中医，2008，02：14-16】

（20）复方芪麻胶囊。由黄芪、法半夏、天麻等组成，具有健脾化痰、补肾活血的功效。临床试验表明：总有效率 93.3 %，降低总胆固醇、降低甘油三酯、降低低密度脂蛋白、升高高密度脂蛋白有明显差异，降低空腹胰岛素、改善胰岛素抵抗指数也具有明显效果。【陕西中医，2009，04：415-416】

（21）活血降糖饮。由黄芪、生地黄、丹参、太子参、五味子、麦冬、淮山药、黄精、丹皮、大黄、红花、桃仁等药物组成，具有活血化瘀、益气养阴的功效。临床试验表明，治疗后空腹血糖及血压有明显下降，总胆固醇及血甘油三酯治疗后亦有明显降低，同时全血比黏度、血浆比黏度、血细胞比容、红细胞聚集指数等指标均有明显下降。【中医药临床杂志，2004，16（4）：327-328】

（22）复方浙贝颗粒。由浙贝母、丹参、三七、灵芝孢子粉等组成，具有清热散结、化痰止咳的功效。临床试验表明：总有效率 96.21 %。治疗后体重指数、空腹血糖、餐后 2 小时血糖、糖化血红蛋白、总胆固醇、三酰甘油、低密度脂蛋白降低，高密度脂蛋白升高，腰围、收缩压、舒张压、谷丙转氨酶降低。【中国医学工程，2011，19（10）：28-29，31】

（23）清热祛浊胶囊。由桑白皮、黄连、知母、枳实、泽泻、茯苓、大黄、红花、川牛膝、山药等药物组成，具有清热利湿、涤痰祛瘀的的功效。临床研究表明，空腹血糖、餐后 2 h 血糖、糖化血红蛋白、胆固醇、低密度

脂蛋白、甘油三酯、血压、体重指数均明显降低。【辽宁中医杂志，2010，37（6）：1048-1049】

2.4　单味中药治疗

（1）丹参：性微温，味苦，归心、肝经。功效：祛瘀止痛，活血通经，清心除烦。现代药理研究：丹参具有扩张血管、降低血脂、降低血压、降低血糖的作用，可以改善微循环、减轻血液黏稠度。丹参能明显改善代谢综合征患者的血液流变性指标、降低血液黏度，针对代谢综合征患者纤维蛋白原及 PAI-1 升高，能显著降低红细胞压积，显示出较好的稀释血液黏稠度的能力，体现了中药多靶点抗凝的特点；丹参能显著降低代谢综合征患者的总胆固醇、甘油三酯水平并提高高密度脂蛋白，显著降低餐后血糖。临床试验表明，治疗后，血液流变学指标有所改善；总胆固醇、甘油三酯、高密度脂蛋白较治疗前显著改善；餐后血糖较治疗前明显降低。【中成药，2005，27（10）：1173-1176】

（2）黄芪：性温，味甘，归肺经。功效：益气升阳，固表止汗，利水消肿，托毒生肌。药理研究：黄芪多糖具有双向调节血糖的功效，不仅可以通过抑制和清除活性氧自由基来保护胰岛细胞结构直接改善血糖升高，也可以通过改善内质网应激状态及增加组织对葡萄糖的摄取和利用对机体物质代谢产生影响，增加各个脏腑组织对胰岛素的敏感性，改善胰岛素抵抗作用。所以，黄芪多糖在高血糖引起的眼底病变、微血管病变、肝脏脂肪变性、心肌病变、糖尿病肾病等并发症有着更为广泛的应用。同时，黄芪多糖可以影响 THP-1 巨噬细胞源性泡沫细胞活力，诱导凋亡，促进胆固醇流出，从而为血管动脉粥样硬化的治疗提供契机。相关临床实验研究发现，黄芪可通过调节压力反射敏感性及刺激某些血管活性物质的生成等途径而直接发挥降压功效。【时珍国医国药，2011，22（5）：1247-1248】

（3）黄连：性寒，味苦，归心、肝、脾、胃、大肠经。功效：泻火，燥湿，解毒，杀虫。药理研究：黄连的有效成分小檗碱对血小板聚集和释放具有抑制作用；可以抗心肌缺血、抗心律失常；可以竞争性阻断血管平滑肌 β 受体，使外周血管阻力降低从而明显降低动脉压，尤其是舒张压；小檗碱和黄连碱均能显著降血糖，还可以促进胰腺细胞的再生及功能恢复；通过提高机体抗氧化能力和促进之类代谢，而达到降低甘油三酯、总胆固醇以及低密度脂蛋白的作用；可以降低动脉血管内膜厚度、减少粥样斑块中巨噬细胞数目，从而干预动脉粥样硬化的形成；能兴奋网状内皮系统，提高巨噬细胞和白细胞的吞噬能力，提高机体免疫力。【中药药理与临床，2007，23（5）：239－241】

（4）泽泻：性寒，味甘、淡，归肾、膀胱经。功效：利小便，清湿热。药理研究：泽泻的水提醇沉物通过促进胰岛素的释放，起到明显的降血糖和降血脂的作用，并能保护胰岛组织免受损伤；可以抗血小板聚集、抗血栓形成，增强纤溶酶活性，从而抑制内皮细胞损伤、减轻动脉粥样硬化的发生与发展；通过降低谷草转氨酶和谷丙转氨酶及肝脏的相对肿瘤，从而发挥调节血脂的作用，能明显降低总胆固醇、甘油三酯的含量，升高高密度脂蛋白；显著增加冠脉流量，对心率无明显影响，对心肌收缩力呈轻度的抑制作用。【中药材，2014，37（11）：2103-2108】

（5）桑白皮：性寒，味甘，归肺经。功效：泻肺平喘，利水消肿。主治：肺热咳喘，水肿胀满。药理研究：桑白皮中的桑酮、桑根酮、桑呋喃等成分具有明显的降压作用，桑白皮丙酮或非丙酮提取物均能改善血流状态，增加血流速度，同时可以明显增加血管内 NO 含量，引起血管舒张，从而达到降低血压的作用；桑叶多糖是葡萄糖苷酶抑制剂，可延缓肠道内多糖、双糖的降解速度，降低餐后血糖。【南开大学学报：自然科学版，2011，44（3）：77－78】

（6）人参：性平，味甘、微苦，归脾、肺、心经。功效：大补元气，复脉固脱，补脾益肺，生津，安神。药理研究：人参提取物可以促进侧支循环缓解心肌缺血症状，曾经人脐静脉内皮细胞血管生成，增加微血管血流速度，小剂量能升高血压、大剂量则降低血压；红参多糖具有加强血清脂蛋白脂肪酶、脂蛋白、脂分子水解酶的活性，降低甘油三酯和非酯化脂肪酸，达到降低大鼠高血脂状态；人参二醇组皂苷可降低血糖，改善血脂代谢紊乱，提高肝脏及外周组织胰岛素敏感性，改善胰岛素抵抗。【中医临床研究，2013，5（6）：121-122】

（7）地黄：鲜地黄——性寒，味甘、苦，归心、肝、肾经；生地黄——性寒，味甘，归心、肝、肾经；熟地黄——性微温，味甘，归肝、肾经。功效：鲜地黄——清热生津，凉血，止血；生地黄——清热凉血，养阴，生津；熟地黄——滋阴补血，益精填髓。药理研究：地黄中梓醇成分可以通过增加生理性 NO 的生成，改善心肌缺血再灌注损伤的心脏功能，降低心肌梗死、心肌细胞凋亡和心肌坏死；梓醇能通过促进 β - 内啡肽的释放，提高葡萄糖转运率，抑制糖异生，从而降低血糖、改善胰岛素水平、改善总胆固醇和甘油三酯等指标。地黄药理作用广泛，对免疫、血液、内分泌、心脑血管及神经系统等方面均有一定的作用，对改善代谢综合征患者的血糖、胰岛功能血脂、血压等均有一定的作用。【药物评价研究，2015，38（2）：218-228】

（8）葛根：性凉，味甘、辛，归肺、胃经。功效：发表解肌，透疹，升阳止泻，生津止渴。药理研究：葛根的主要有效成分为葛根素，葛根素对急性心肌缺血有保护作用，通过抑制 α 肾上腺素受体介导的血管平滑肌细胞外钙离子内流而使血管舒张，减慢心率、降低血压、降低心肌耗氧量，改善微循环；葛根素能明显抑制高脂高糖环境下的内皮细胞凋亡，从而调节动脉硬化，保护血管内皮细胞，提高血浆纤溶系统的活性，从而抑制血栓；葛根素治以直接抑制低密度脂蛋白的烊化修饰，保护心血管系统，降低甘油三酯、总胆固醇水平，改善脂代谢；葛根素可有效控制血糖浓度，抑制糖蛋白基化的进程，减少血清糖基化产物的形成，从而降低血糖。【中国药学杂志，2007，42（21）：1636-1639】

（9）玄参：性寒，味苦、甘、咸，归肺、胃、肾经。功效：清热凉血，解毒散结，滋阴生津。药理研究：玄参提取物可以请到抑制心理、心收缩力，增强缺氧能力，对急性心肌缺血有保护作用；明显降低动脉硬化模型大鼠的胆固醇和低密度脂蛋白水平，提高高密度脂蛋白与低密度脂蛋白的比值；具有抗血小板聚集、增强纤维蛋白溶解活性；中剂量的玄参可以显著降低血中尿酸水平；玄参流浸膏对血糖有轻微的降低作用。【中国现代中药，2013，15（9）：752-759】

（10）女贞子：性凉，味甘、苦，归肝、肾经。功效：补益肝肾，明目，清虚热。药理研究：女贞子能明显降低四氧嘧啶造成的高血糖，也可以降低外源糖引起的血糖升高，研究发现齐墩果酸可以降低肝肾中 MDA 的含量、显著提高 SOD 及 GSH-Px 的活性，抗自由基损伤，从而增强机体抗氧化防御功能，抑制肝糖原的流失和分解，延缓糖类的吸收，降低血糖浓度峰值；女贞子提取物总三萜能有效降低甘油三酯，其通过降低胆固醇、甘油三酯，来防治动脉粥样硬化，减轻斑块厚度，降低血管阻塞程度；具有强心利尿的作用，以改善心脏功能。【中国实验方剂学杂志，2014，20（7）：228-234】

（11）枸杞子：性平，味甘，归肝、肾经。功效：滋补肝肾，养肝明目。药理研究：枸杞子中含有胍的衍生物，能持续降低血糖，显著提高糖耐量，同时枸杞多糖可以增加细胞表面葡萄糖转运子 4 的水平，从而促进细胞间胰岛素信号，达到降糖目的；枸杞多糖可以显著降低胆固醇及甘油三酯含量，增大剂量则增加降脂作用，但对肝功能及肾功能无不良影响，而对老年男性

高脂血症伴有性激素代谢障碍的患者具有较好的降脂和降低雌二醇作用。【黑龙江医药，2013，26（6）：127-128】

（12）何首乌：性微温，味苦、甘、涩，归肝、肾经。功效：补益精血，截疟，解毒，润肠通便。药理研究：何首乌的水提物具有降低血脂、抗动脉硬化的作用，其中生何首乌水提物对总胆固醇和甘油三酯的调节作用比制何首乌明显；何首乌中单体成分大黄素降甘油三酯作用明显；TSG降低总胆固醇作用明显；大黄素和大黄素甲醚可以降低细胞中低密度脂蛋白。研究结果表明TSG为何首乌中主要降脂成分，并通过保护和修复血管内皮细胞，提高抗氧化能力，清除自由基，抑制血小板聚集，改善循环，降低血液黏度，从而达到抗动脉硬化的作用。【河北医药，2015，37（2）：269-271】

（13）地骨皮：性寒，味甘，归肺、肾经。功效：清热凉血，退骨蒸潮热。药理研究：地骨皮的水煎剂可以抑制体内氧自由基的产生、增强抗氧化能力、加速自由基的清除，保护和修复胰腺，从而恢复胰岛B细胞的功能，增加胰岛素的分泌，以达到降血糖的作用，研究发现，地骨皮中的牛磺酸是降血糖的有效成分之一。地骨皮浸膏对总胆固醇有明显的降低作用，但对甘油三酯、及肝脏脂肪含量的影响却不大，而成分甜菜碱则有抗脂肪肝的作用；地骨皮的甲醇提取物苦可胺A有明显的降低血压的作用，其氯仿提取物则对血管紧张素转换酶具有抑制作用，同时其对血管紧张胎原酶和ACE均有抑制作用，从而对血压起到降低的作用。【现代药物与临床，2010，25（3）：172-176】

（14）山楂：性温，味甘、酸，归肝、脾、胃经。功效：消食健胃，活血化瘀，驱虫。药理研究：山楂的水煎剂可明显降低空腹血清胰岛素的水平，增强机体抗脂质氧化作用，这可能与其金丝桃苷、熊果酸的成分有关。山楂总黄酮能够降低总胆固醇、甘油三酯和低密度脂蛋白，升高高密度脂蛋白，改善血液流变学等指标，其通过降低人脐静脉内皮细胞的细胞毒水平，抑制低密度脂蛋白的烊化修饰，减少脂质过氧化物的形成，增强内皮细胞对有害因子的抵抗力和耐受性，从而保护内皮细胞。另外，山楂总黄酮也可以通过调整心脏的收缩力和心率来维持血压稳定，改善心脏自身的冠心血流循环，利用扩展外周血管来维持持久的降压作用。【中草药，2009，40（增刊）：63-66】

（15）大黄：性寒，味苦，归肝，脾，胃，大肠，心包经。功效：泻热通肠，凉血解毒，逐瘀通经。药理研究：大黄对于保护心脑血管有明显的作用，可以通过抗冠状动脉痉挛、抗血栓形成来改善心肌缺血、增加心输出量；通过促进胆汁酸的排泄来降低血脂，其黄酰酯衍生物能够抑制胆固醇生物合成酶，从而起到调节血脂、抗动脉粥样硬化的作用；大黄素通过排尿利尿、大黄蒽醌衍生物抑制血管紧张素转化酶来降低血压。【中国新药杂志，2011，20（16）：1534-1538，1568】

（16）虎杖：性寒，味苦，归肝、胆、肺经。功效：活血止痛，清热利湿，解毒，化痰止咳。药理研究：虎杖的有效成分白藜芦醇具有显著的代谢调节作用，可以有效下调血糖和甘油三酯、胆固醇、低密度脂蛋白的水平。白藜芦醇苷能有效降低血小板细胞的外钙内流和内钙的释放，减少细胞内钙离子的浓度，从而抑制血小板的聚集，具有抗血栓的作用，并能显著减少颈动脉内膜、中膜末厚度与斑块积分。同时，白藜芦醇苷具有显著的扩张血管、非竞争性地抑制去甲肾上腺素收缩肺动脉的作用，从而降低血压。此外，天花粉、石斛、苍术、黄精、栀子、桑叶等中药均被研究证实有改善糖耐量，增加胰岛素敏感性等作用。【中国中药杂志，2013，38（15）：2545–2548】

2.5 非药物治疗

①针灸疗法：针灸特定穴位对代谢综合征患者的体重、收缩压、舒张压、甘油三酯、总胆固醇、高密度脂蛋白、空腹血糖、餐后2小时血糖、甘油三酯、糖化血红蛋白等具有良性调整作用，针灸的疗效与患者的年龄、肥胖度、病因诱因和病程长短等密切相关。不良反应发生率少。

②耳穴压贴：在常规治疗的基础上，加用耳穴埋豆疗法，可有效控制患者的体重指数、空腹血糖、餐后2小时血糖、甘油三酯、高密度脂蛋白、体重指数、腰臀比、收缩压、舒张压等，操作简单、安全无痛，不良反应少，价格便宜，患者易于操作和接受，值得临床推广运用。

第十章　肥胖症

肥胖症（Obesity）指体内脂肪堆积过多和（或）分布异常、体重增加，是遗传因素和环境因素共同作用的结果。早在 1948 年，肥胖就被国际疾病分类体系定义为一种疾病。1999 年，世界卫生组织正式宣布肥胖为一种由多种因素引起的慢性代谢性疾病。肥胖症常与 2 型糖尿病、高血压、血脂异常等集结出现，也可作为某些疾病（如下丘脑、垂体的炎症、肿瘤、创伤、库欣综合征、甲状腺功能减退症、甲减、性腺功能减退症）的临床表现之一。肥胖症可分为：①无内分泌、代谢病病因可寻者为单纯性肥胖又称为肥胖病。②具有明确内分泌、代谢病病因可寻者称为继发性肥胖。

1　诊断

本病的诊断参照《中国成人超重和肥胖症预防与控制指南》和《中国成人肥胖症防治专家共识》（2011 年）中的肥胖症诊断标准进行诊断，诊断要点如下：

（1）体重指数方法及世界卫生组织对成人体重指数的分类

目前判断体重超重和肥胖的常用的简单方法是世界卫生组织（WHO）推荐的体重指数（BMI）。BMI 最常用于估计成人的低体重和超重。

体重指数（BMI）= 个体的体重（公斤）÷ 身高（米）的平方（kg/m²）

世界卫生组织（WHO）对肥胖和超重的划分主要是根据西方正常人群的 BMI 值分布及 BMI 值与心血管疾病发病率和死亡率的关系来考虑的。正常范围的 BMI 在 $18.5 \sim 24.9$（kg/m²），$BMI \geqslant 25.0$（kg/m²）即可诊断为超重。其中 BMI 在 $25.0 \sim 29.9$（kg/m²），为肥胖前期；BMI 在 $30.0 \sim 34.9$（kg/m²）之间，为一级肥胖；BMI 在 $35 \sim 39.9$（kg/m²），为二级肥胖；$BMI \geqslant 40.0$（kg/m²），为三级肥胖。

在测量时，受试者应当空腹、脱鞋、只穿轻薄的衣服。测量身高的量尺（最小刻度为 1 mm）应与地面垂直固定或贴在墙上。受试者直立、两脚后跟并拢靠近量尺，并将两肩及臀部也贴近量尺。测量人员用一根直角尺放在受试者的头顶，使直角的两个边一边靠紧量尺另一边接近受试者的头皮，读取量尺上的读数，准确至 1 mm。称量体重最好用经过校正的杠杆型体重秤，受试者全身放松，直立在秤底盘的中部。测量人员读取杠杆秤上的游标位置，读数准确至 10 g。

（2）腰围和臀围的测量方法

腰围的测量方法是让受试者直立，两脚分开 30～40 cm，用一根没有弹性、最小刻度为 1 mm 的软尺放在右侧腋中线胯骨上缘与第十二肋骨下缘连线的中点，沿水平方向围绕腹部一周，紧贴而不压迫皮肤，在正常呼气末测量腰围的长度，读数准确至 1 mm。臀围是测量臀部的最大周径。当腰围男 ≥ 90，女 ≥ 80（cm），应结合 BMI 因素考虑。

（3）内脏脂肪面积及其他

用 CT 或磁共振扫描第 3 和第 4 腰椎水平可计算内脏脂肪面积，面积超过 130 cm^2 与代谢性疾病相关，小于 110 cm^2 则危险性降低。此外，还可用皮脂厚度测量仪及生物电阻抗测量预测体内的脂肪含量，间接判断是否肥胖症以及肥胖症的程度。

测量体脂的方法，首先应当估计体脂的总量及脂肪分布状况。体脂的测量方法有直接测量法和间接估计法：①直接测量法有密度测定法（体密度法）、体内总水量估计法（体液密度测定法）、体内钾总量测定法、中子活性法、传导率法、电阻抗法、双光子法、CT 和 MRI。②间接估计法：体重指数（BMI）：BMI= 体重（kg）/ 身高（m）^{2}；标准体重表；计算标准体重的经验公式：标准体重（kg）= 身高（cm）–100，标准体重（kg）= 身高（cm）–105（亚洲人常用）；皮脂厚度测定：可以用卡尺或 B 型超声于规定的位置测量皮下脂肪厚度，现已少用；腰臀比值（WHR）或腰围的测定：腰围是反映脂肪总量和脂肪分布的综合指标，WHO 推荐的测量方法是被测者站立，双脚分开 25～30 cm，使体重均匀分配，腰围测量位置在髂前上嵴和 12 肋下缘连线的中点，测量者将软尺紧贴但不能压迫被测者的皮肤，测量值精确到 0.1 cm，臀围测量部位是前经耻骨联合，两侧经大转子，后为臀部最突出部位（相当于最大臀围）；腹腔内脂肪与皮下脂肪面积比值（VPS）或用 CT 或 MRI 扫描第 3 腰椎和第 4 腰椎水平计算内脏脂肪的面积，面积 >130 cm^2 与代谢性疾病相关。

2 中医治疗

2.1 辨证治疗

（1）脾虚症：脘腹胀满，倦怠乏力，纳呆便溏。肢体困重，浮肿，舌苔腻，舌淡胖或有齿痕、苔白或厚，脉无力、脉濡细等。治法：益气健脾、化气利水。方药：加味苓桂术甘汤加减。茯苓12g，大腹皮12g，枳实12g，桂枝10g，番泻叶10g，苍术10g，白术10g，荷叶10g，远志10g，泽泻10g，法半夏9g。

（2）水湿痰浊症：胸胁或脘腹胀满，纳呆，喜食肥甘、易困嗜睡、头重昏眩、肢体不仁、大便黏腻不畅，苔白腻，舌质淡，苔黄白或腻，脉弦或滑。治法：化痰祛湿。方药：宣肺降脂方。炙麻黄15g，杏仁10g，象贝母10g，木瓜15g，荷叶30g，荷梗30g，桑白皮15g，夏枯草30g，桃仁10g，红花10g，生何首乌30g，石打穿30g。

（3）胃热症：脘腹胀满，口干口渴，喜饮，大便干结或不畅，体肥健壮，多食易饥、口干口苦、易发疔疮、便秘、烦躁多梦，舌质红，舌红少苔或苔黄而腻，脉弦滑或数等。治则：清泻胃热。方药：清热益气。黄连、陈皮各5g，大黄、山茱萸、三七、蒲黄（包煎）、泽泻各10g，黄芪30g，茯苓、丹参各20g，炒白术、山楂各15g。

（4）肝胆湿热：胁肋胀痛，脘腹胀满，心烦易怒，嗳气，肥胖，胸胁苦满，胃脘痞满，舌质红，脉弦数。治则：清肝利胆，清热祛湿。方药：大柴胡汤。柴胡、黄连各10g，黄芩、玄参各20g，枳实、清半夏、茯苓各15g，大黄6g。

（5）血瘀症：脘腹胀满、胸闷嗳气、胁肋不舒、唇舌黯红或有瘀斑、脉弦细或涩等。治则：活血化瘀。方药：桃红四物汤。桃仁9g，红花6g，熟地24g，当归12g，白芍12g，川芎6g。

（6）肾阳虚：疲乏，无力，腰酸腿软，脉沉细无力，苔白，舌质淡红。治则：温肾助阳。方药：温肾健脾化痰方。茯苓15g，淫羊藿10g，陈皮10g，白术10g，山楂10g，荷叶10g。

以上为6种基本症型，临床则多见两症或数症夹杂，如脾虚痰湿症、肝郁脾虚症、痰瘀互结症等，可按其舌脉，分别主次，随症治之。

2.2 复方治疗

五苓散加味：茯苓 20 g，泽泻 10 g，猪苓 8 g，桂枝 8 g，白术 10 g，山药 15 g，薏苡仁 15 g，北沙参 15 g，天花粉 30 g，麦冬 10 g，生甘草 6 g。治疗 2 型糖尿病合并肥胖症辨证为脾虚湿盛型患者 30 例，总有效率 93.33 %。【宁中医杂志，2014，01：75-76】

肥糖络整体治疗模式：食郁选苦酸制甜方——生山楂 30 g，黄连 30 g，乌梅 9 g；气郁选辛开苦降方——柴胡 15 g，干姜 6 g，黄连 30 g；痰（湿）郁选消膏转浊方——茯苓 30 g，法半夏 10 g，生山楂 30 g，红曲 15 g；热郁选开郁清胃方——柴胡 9 g，黄连 15 g，郁金 9 g，大黄 3 g；血郁或络滞选辛香疏络方——水蛭 6 g，降香 9 g，丹参 30 g。216 例肥胖 2 型糖尿病患者降糖有效率为 74.1 %，减肥有效率 81.5 %。【中医杂志，2008，01：43-46】

姜附茯半汤加味：生姜 30 g，附子免煎颗粒 6 包，茯苓 50 g，法半夏 15 g，生白术 30 g，淫羊藿 10 g，泽泻 15 g，肉桂 10 g，生甘草 10 g。19 例肥胖患者，有效率 94.74 %。【中医学报，2010，05：957-958】

参苓白术散加减：茯苓、山药、炒白扁豆各 15 g，党参、白术、泽泻、当归各 10 g，薏苡仁 30 g，砂仁、桔梗、甘草各 6 g，姜半夏、莲子肉各 9 g。临床观察试验，受试人群实验前后相比较，体重下降及腰围、臀围减少。【浙江中医杂志，2013，11：813】

健脾益气祛湿降浊方：黄芪 20 g，白术 15 g，法半夏 10 g，茯苓 10 g，泽泻 10 g，黄连 5 g，荷叶 6 g，炙甘草 6 g，干姜 3 g。治疗 IGT 伴肥胖患者共 60 例，能有效改善 FPG、2HPG、HbA1c、TC、TG、LDL-C 的数值。【湖北中医杂志，2014，06：33-34】

配方减肥颗粒方：黄芪 3 袋（相当于饮片 30 g），白术 3 袋（18 g），茯苓 3 袋（30 g），甘草 1 袋（3 g），山楂 1 袋（10 g），薏苡仁 3 袋（30 g），厚朴 2 袋（6 g），枳实 1 袋（6 g），生地黄 3 袋（15 g），丹参 1 袋（10 g），北柴胡 1 袋（6 g），决明子 2 袋（20 g）。临床研究显示：治疗 62 例患者，总有效率治疗组 96.8 %。【实用中医药杂志，2013，12：1017】

益气化聚方：黄芪、黄连、生蒲黄、茵陈和泽泻。治疗中心性肥胖 T2DM 患者 48 例，治疗后的体重指数、腰围和腰臀比明显下降，餐后 2 h 血糖、空腹胰岛素、糖化血红蛋白 A1C 水平和胰岛素抵抗指数均明显改善。【上海医药，2014，03：22-25】

健脾化浊汤：茯苓 15 g、桂枝 12 g、黄芪 30 g、白术 12 g、枸杞 12 g、生山楂 12 g、大黄 9 g，健脾化浊汤治疗单纯性肥胖可加快体重下降，减少腹部脂肪积聚，美化形体。临床研究显示：总有效率 85.11 %，治疗后观察组体重指数、腹壁皮下脂肪含量、腹腔内脏器脂肪含量等指标均有所下降。【中国医疗美容，2014，03：161】

加味连梅颗粒：黄连 3 g（2 袋），人参 10 g（1 袋），乌梅 1 g（袋），大黄 3 g（2 袋），麦冬 10 g（1 袋），生地黄 10 g（1 袋），山茱萸 6 g（2 袋），丹参 10 g（1 袋），苍术 10 g（1 袋）。加味连梅颗粒治疗早期肥胖 2 型糖尿病可显著改善症状，减轻体质量，且无不良反应。治疗早期肥胖 2 型糖尿病患者，高血糖、高血脂及临床症状有显著改善作用，减轻体质量，且无任何毒副作用，总有效率 93.3 %。【长春中医药大学学报，2013，06：1043-1044】

佩连麻黄方：佩兰 25 g，麻黄 7 g，黄连 20 g，连麻黄方组治疗单纯性肥胖有较好的临床疗效，可明显改善患者体重、BMI、腰臀围比值、血脂。临床研究显示：治疗后患者的体重、腰臀比、BMI 的效果均有改善。【中医药信息，2014，01：46-49】

消膏降浊方：黄连、山楂、太子参、半夏、瓜蒌、鸡血藤等辨证加减治疗。消膏降浊法治疗肥胖症有较好的疗效。86 例肥胖患者总有效率 73.26 %，且治疗后临床症状积分、BMI、腰围、臀围、WHR、总胆固醇（TC）及三酰甘油（TG）等均较治疗前显著降低。【山东中医药大学学报，2011，01：23-24，27】

健脾补肾组方：组方由山药、黄芪、白术、茯苓、泽泻、香附及黑米组成。临床研究显示经健脾补肾方治疗后平均体重较治疗前明显下降，BMI 明显降低，血液生化指标呈现有益变化。【中医临床研究，2013，20：61】

2.3 中成药

（1）红荷清降胶囊：荷叶、苍术、山楂、法半夏、黄芩、黄连、党参、干姜等十二味中草药，提纯为浸膏后制成胶囊，有健脾消食、清泄郁热、消膏降浊的功效。临床研究显示：治疗后体重、身高指数及 TG、TC、FBG 明显下降。【湖北中医杂志，2014，04：10-11】

（2）六味能消胶囊：由大黄、诃子、干姜、藏木香、碱花、寒水石配伍而成，具有宽中理气，润肠通便，调节血脂之效。适用于胃脘胀痛、厌食、纳差及大便秘结，还适用于高脂血症及肥胖症。妊娠及哺乳期妇女忌用。103 例肥胖患者，治疗后形体肥胖改善的总有效率为 33.33%。【中国药房，2014，16：

1456-1458】

（3）调脂积冲剂：由莪术、郁金、莱菔子、半夏、生山楂、川厚朴、枳壳、泽泻、丹参、王不留行子、白蔻仁、虎杖、过路黄等药物组成。调脂积冲剂治疗腹型肥胖临床疗效良好，可明显降低患者脂肪含量，改善血脂异常。临床试验显示，总有效率为93.3%；治疗后体质量、BMI、腰围差异均有改善。【上海中医药杂志，2010，10：33-34】

2.4 单味中药治疗

（1）桔梗：为桔梗科植物桔梗的干燥根。具有宣肺、利咽、祛痰、排脓的功效。桔梗抗肥胖作用可能是由于桔梗皂苷类成分抑制胰脂肪酶活性，从而抑制脂肪的吸收。动物实验显示：含5%桔梗水提取物的高脂饲料与对照组比较，小鼠体重和子宫周围脂肪质量均明显下降，同时肝脏中三酰基甘油的水平也有所降低。【吉林农业大学学报，2002，24（6）：42】

（2）何首乌：味苦甘涩，微温。入肝、肾经。具有养血滋阴、润肠通便、截疟、祛风、解毒的功效。何首乌提取物对脂肪酸合酶有很强的抑制作用。动物实验显示：用何首乌提取物口服饲养大鼠，可明显降低大鼠摄食量和降低大鼠体重，并发现试验组的大鼠肝脏脂肪酸合酶活性低于对照组说明。【中国生物化学与分子生物学报.2003，19（3）：297】

（3）枸杞子：性甘，平。归肝、肾经。具有滋补肝肾，益精明目的功效。动物试验显示：枸杞子提取物LBP-4制成溶液给下丘脑损伤性肥胖小鼠灌胃后，小鼠的体重和脂肪指数明显降低，并降低了TG、TC水平，提高了HDL-C的水平。【营养卫生，2003，24（3）：114】

2.5 非药物治疗

①针灸：针灸特定穴位采用特定手法对肥胖患者具有减肥作用，并对糖、脂质代谢及胰岛素抵抗具有良性调整作用，针灸的疗效与患者的年龄、肥胖度、病因诱因和病程长短等密切相关。

②推拿拔罐：采用一定的推拿、拔罐手法对特定部位治疗肥胖患者有良好疗效，推拿拔罐可宣畅经络，疏通气血。

③耳穴：肥胖患者在常规治疗的基础上，加用耳穴埋豆疗法，可宣畅经络，疏通气血，宣肺化浊，利湿降脂。其疗效明确，并且操作简单、安全无痛，不良反应少，价格便宜，患者易于操作和接受，值得临床推广运用。

④穴位埋线法选穴：辨证施治穴位埋线治疗，对肥胖患者有一定的调节作用。选定特定的穴位和埋线部位，有一定的活血通便、调理脾胃、化湿行滞的效果。

⑤中药穴位外敷：辨证施治穴位外敷治疗，选定一定药物研磨成糊状外敷与特定部位效果明显。

第十一章 单纯性甲状腺肿

单纯性甲状腺肿（Simple Goiter）是临床上常见的内分泌疾病之一，是指由于各种原因阻碍甲状腺激素的合成而导致的代偿性甲状腺肿大，主要是由良性甲状腺上皮细胞增生所形成的甲状腺肿大。单纯性甲状腺肿一般临床上无明显症状。甲状腺常呈现轻度或中度肿大，表面平滑，质地较软。重度肿大的甲状腺可以引起压迫症状，出现咳嗽、憋气、气促、吞咽困难或声音嘶哑等。

1 诊断

甲状腺肿的诊断参照《中华人民共和国中医药行业标准——中医内科》和《临床诊疗指南——内分泌及代谢性疾病分册》的诊断标准进行诊断，诊断要点具体如下：

（1）临床上一般无明显症状。触诊甲状腺呈弥漫性增大。甲状腺常呈现轻度、中度肿大，表面平滑，质地较软，患者无感觉或仅为异物感明显。重度肿大的甲状腺可以引起疼痛，亦有压迫症状，出现咳嗽、憋气、气促、吞咽困难或声音嘶哑等。

（2）甲状腺功能，包括血清促甲状腺激素、甲状腺素和三碘甲状腺原氨酸，一般处于正常水平。甲状腺球蛋白水平可以增高，增高的程度与甲状腺肿的体积呈正相关。

（3）甲状腺摄 I^{131} 率正常或偏高，无高峰前移。

（4）在缺碘地区或女性甲状腺激素生理需要增加时，发生甲状腺弥漫性肿大，病程进展缓慢。

（5）可呈地方性分布，当人群单纯性甲状腺肿的患病率超过 10％时，称为地方性甲状腺肿，常为缺碘所致。也可散发分布，称为散发性甲状腺肿，患病率约 5％，女性患病率是男性的 3 ～ 5 倍。

（6）甲状腺超声检查能准确反映甲状腺的形态、大小及结构，是否有结节、液化和钙化。一般，单纯性甲状腺肿 CT 表现：早期由于甲状腺代偿性，弥漫性肿大，CT 上一般为两侧甲状腺增大，形态正常，密度均匀，正常或稍低。随着病程进展，甲状腺密度弥漫性减低，并出现单个或多个大小不等的低密度灶，并可出现坏死的囊性低密度灶及钙化影，其形态多不规则，两侧可不对称。必要时，采用核素扫描，以评价甲状腺结节或组织是否有自主功能。

（7）其病理改变：早期甲状腺呈弥漫性肿大，血管增生，腺泡细胞肥大增生。随着病程发展腺组织不断增生逐渐出现结节，腺泡内积聚大量胶质，后期部分腺泡发生坏死，囊样变性，纤维化或钙化。

通常可以根据以上这些检查结果，结合临床特点，对甲状腺肿大的病因作出判断。如确实难以诊断，可行甲状腺穿刺活检病理检查。

2 中医治疗

2.1 辨证治疗

（1）气郁痰阻症：颈前正中肿大，质软不痛；颈部觉胀，胸闷，喜太息，或兼胸胁窜痛，病情的波动常与情志因素有关，苔薄白，脉弦。治则：理气舒郁，化痰消瘿。方药：四海舒郁丸加减。青木香、陈皮、昆布、海带、海藻、海螵蛸、海蛤壳等。

（2）痰结血瘀症：颈前出现肿块，按之较硬或有结节，肿块经久未消，胸闷，纳差，苔薄白或白腻，脉弦或涩。治则：理气活血，化痰消瘿。方药：海藻玉壶汤加减。海藻、昆布、海带、青皮、陈皮、半夏、贝母、连翘、甘草、当归、川芎等。

（3）肝火炽盛症：颈前轻度或中度肿大，一般柔软、光滑，烦热，容易出汗，性情急躁易怒，眼球突出，手指颤抖，面部烘热，口苦，舌质红，苔薄黄，脉弦数。治则：清肝泄火。方药：栀子清肝汤合藻药散加减。柴胡、芍药、茯苓、甘草、当归、川芎、栀子、丹皮、牛蒡子等。

（4）心肝阴虚症：瘿肿或大或小，质软，病起缓慢，心悸不宁，心烦少寐，易出汗，手指颤动，眼干，目眩，倦怠乏力，舌质红，舌体颤动，脉弦细数。治则：滋养阴精，宁心柔肝。方药：天王补心丹加减。生地、玄参、麦冬、天冬、人参、茯苓、五味子、当归、丹参、酸枣仁、柏子仁、远志等。

以上为 4 种基本症型，临床则可按其舌脉，分别主次，随症治之。

2.2 复方治疗

六海疏郁丸加减：海藻 30 g，昆布 30 g，海带 30 g，海蛤粉 30 g，海螵蛸粉 30 g，海浮石 15 g，鳖甲 15 g，青皮 10 g，木香 10 g，黄药子 6 g，甘草 5 g。临床试验显示：治疗 45 例，总有效率 95.6 %。【广西中医药，1992，32】

自拟消瘿汤加减：夏枯草 50 g，柴胡、香附各 25 g，昆布、海藻各 20 g，海浮石、牡蛎、黄药子各 30 g 等，有疏肝解郁，化痰散结的功效。临床试验显示：治疗 12 例，总有效率为 95.6 %。【青岛医药卫生，1994，4：37】

化痰散结消瘿方：气郁痰阻型：郁金 10 g，柴胡 6 g，香附 10 g，青皮 6 g，海藻 10 g，牡蛎 20 g，夏枯草 10 g，制半夏 10 g，昆布 10 g。血瘀痰阻型：浙贝母 10 g，玄参 10 g，丹参 10 g，川芎 6 g，当归 10 g，赤芍药 10 g，红花 5 g，海藻 10 g，昆布 10 g，牡蛎 20 g。临床试验显示：治疗 42 例，总有效率为 78.57 %。【河北中医，2010，32（4）：525-526】

甲消散：何首乌，香附，白术，连翘，黄芪，生地黄，夏枯草等。本方最早记载于《灵枢》，具有治疗甲状腺结节、甲状腺瘤、甲状腺肿大之功。临床试验显示，治疗甲状腺肿大 85 例，痊愈率达到 97 % 以上。【中医药信息，1996，6，37】

单纯性甲状腺肿方剂：夏枯草 20 g、鳖甲 10 g、昆布 10 g、海藻 15 g、黄药子 10 g、青皮 5 g、陈皮 5 g、红花 5 g、三棱 5 g、莪术 5 g、龙胆草 5 g 等。临床试验显示，治疗甲状腺肿大 27 例，有效率 88 %，随访复发率 10 %。【中国地方病防治杂志，2002，17（3）：173-174】

自拟消瘿汤：柴胡 10 g、昆布 30 g、海藻 30 g、牡蛎 30 g、海螵蛸 30 g、黄药子 10 g、元参 10 g、浙贝 10 g、夏枯草 10 g、桔梗 10 g、木香 8 g、陈皮 10 g 等。临床试验显示，治疗甲状腺肿大 19 例，有效率 63.1%。【青岛医药卫生，1994，4：37】

此外，海藻酒方、化瘿丹、消瘿汤、瘿瘤破结散、活血散瘿汤、二屣散等也有消瘿散结的作用。

2.3 中成药

（1）夏枯草口服液：含有夏枯草皂甙、熊果酸、齐墩果酸等，性寒、味苦、辛，具有清肝明目、散结消肿、止痛之功效，用于目赤肿痛、目珠夜痛、羞明流泪、瘿瘤、乳痈肿痛等。临床试验显示：在基础治疗上加用夏枯

草口服液，甲状腺肿大有消退缓慢的现象。【中国中西医结合杂志.2007，27（01）：37-38】

（2）甲瘤丸：夏枯草30g，全当归30g，生牡蛎30g，珍珠母30g，昆布15g，丹参15g。上药研细为末，加蜜制成丸药。动物试验显示，"甲瘤丸"对大白鼠实验性甲状腺肿确有影响，其甲状腺缩小，细胞形状缩小，出现溶酶体，扩大的内织网虽仍可见到，但比在使用前缩小，线粒体的数目减少。【中医杂志，1981（10）：71】

（3）消瘿丸：白芷50g、大贝母50g、乌贼骨50g、青皮50g、夏枯草90g、海蛤壳90g、黄药子90g、法半夏90g、牡蛎各90g、威灵仙60g、山慈菇60g、枳壳60g、当归60g、橘红60g、昆布60g、海藻60g、川芎30g，炮山甲15g等。临床试验显示：治疗单纯性甲状腺肿大24例，总有效率100%，复发率低。【实用中医内科杂志，1999，13（3）40-33】

（4）小金丸：其主要成分为麝香、乳香、没药、地龙、当归等，药理证实，小金丸对腺泡增生有明显的抑制作用。临床试验显示：左甲状腺素联合小金丸治疗总有效率90.35%，更能缩小单纯性甲状腺肿患者甲状腺重量，满足了人们对单纯性甲状腺肿治疗的要求，用药安全，副反应少，易被患者接受。【航空航天医学杂志，2012，23（5）：551，552】

（5）平消胶囊：主要成分为郁金、马钱子粉、仙鹤草、五灵脂、白矾、硝石、干漆、枳壳。临床试验显示，有效率85.7%。【山东医药，2008，48（13）：85】

（6）海藻玉壶丸：主要成分为海藻15g，昆布15g，海带20g，半夏12g，陈皮6g，青皮10g，连翘10g，象贝母8g，当归10g，川芎6g，独活10g，甘草6g等。功效：理气消瘿，化痰散结。临床试验显示：有效率94%。【中国医药指南，2012，10（23）：438-439】

此外，消瘿五海丸、消瘿气瘰丸、消瘿顺气散、五海瘰瘤丸、西（犀）黄丸、内消瘰疬丸等也有消瘿散结的作用。

2.4　单味中药治疗

（1）昆布：味咸。归肝、胃、肾经。功能：软坚散结，消痰，利水。主治：瘿瘤、瘰疬、睾丸肿痛、痰饮水肿。昆布的主要成分是多糖、氨基酸及多种微量元素等。昆布内含有丰富的碘，在临床上主要用于防治碘缺乏病，治疗缺碘性甲状腺肿。【食品与药品，2006，8（3）：9-11】

（2）海藻：味苦、咸，性寒。归肺、脾、肾、肝胃经。功能：瘰疬；

瘿瘤；积聚；水肿；脚气；睾丸肿痛。海藻内含海藻胶酸、甘露醇、钾、碘等，主要是多糖类和褐藻酸等成分。海藻对于甲状腺的作用是：对缺碘性甲状腺疾病有治疗作用，海藻所含碘和碘化物可用来纠正由于缺碘而引起的甲状腺功能不足，同时也可抑制甲状腺功能亢进的新陈代谢而减轻症状，但不能持久。【中医药临床杂志，2010，7，22（7）：623-625】

（3）黄药子：味苦，辛，咸，性凉。归肝、胃、心、肺经。功能：化痰散结，凉血止血。黄药子的主要成分是黄药子素、蔗糖、还原糖、淀粉、皂甙等。黄药子中含有黄药子萜 A、B、C 及碘盐，能增加甲状腺聚碘，迅速合成甲状腺素，使甲状腺素浓度增高，反馈抑制垂体分泌过多的促甲状腺素，使肿大的甲状腺缩小。但是其对肝肾功能具有一定的影响，治疗前后需要监测肝肾功能，注意用量。动物实验显示：黄药子对轻度甲状腺肿的大白鼠有对抗作用，黄药子对缺碘食物所致甲状腺肿有一定的治疗作用，表现在肿大的甲状腺重量减轻、腺组织和血清蛋白结合碘增加，对大白鼠自发性甲状腺肿亦能改善，黄药子的此项治疗作用可能是其中含碘所致。【中草药，2002，33（2）：175-177】

此外，柴胡、青皮、陈皮、香附等中药均被研究证实有治疗甲状腺疾病的作用。

2.5 非药物治疗

①针刺方法：体针、电针、三棱针、皮肤针、耳针等不同针刺特定穴位对单纯甲状腺肿大患者具有良性调整作用，疗效与患者的年龄、病因诱因和病程长短等密切相关。

②穴位注射方法：选用特定穴位注射治疗单纯性甲状腺肿大，有效率为 60 % 至 97.8 % 不等。

③外敷方法：选取特定中草药捣烂如泥或制成膏油散等外敷涂于患处，有清热解毒、消肿生肌止痛的功效，可以缓解各种原因所引起的甲状腺肿大和疼痛。

④手术治疗：对于甲状腺肿，通过患者的病史、刻下症、体征、超声检查、实验室检查、核素扫描以及细针抽吸活检等进行综合分析，从而判断是否需要切除。当出现压迫症状或者影响美观及药物治疗无改善时，可考虑手术治疗。术后应给予左甲状腺素钠治疗，防止复发。

⑤饮食：甲状腺肿大患者的饮食应在医生的建议下进行。可选择消肿散

结的饮食，包括：海带川贝粥、陈皮杞麦粥、紫菜粥、海带排骨汤、猪胰淡菜汤、海带肉丝汤、消瘿酒、黄药子酒等。

第十二章　甲状腺功能亢进症

甲状腺机能亢进症（Hyperthyroidism，简称甲亢）系指有多种病因导致体内甲状腺激素分泌过多，引起以神经、循环、消化等系统兴奋性增高和代谢亢进为主要表现的一组疾病的总称。临床上可表现为甲状腺肿大、突眼及疲乏无力、怕热多汗、多食易饥、体重下降、心悸、焦躁易怒、失眠、手和眼睑细颤等症状。甲亢是青中年女性的常见病、多发病，本病病程长，易反复发作，严重影响患者的生活、工作、仪表形象，甚至影响患者的身心健康。

1　诊断

本病的诊断参照《中华人民共和国中医药行业标准——中医病证诊断疗效标准》和《中医内科常见病诊疗指南——西医疾病部分》中甲状腺功能亢进症部分临床表现、诊断等内容，整合其诊断依据如下：

疾病诊断标准

（1）临床表现

1）症状

神经系统：易激动、精神过敏。舌和双手平举向前伸出时有细震颤。多言多动、失眠紧张、思想不集中、焦虑烦躁、多猜疑等，有时出现幻觉，甚至亚躁狂症，但也有寡言、抑郁者。患者腱反射活跃，反射时间缩短。

高代谢症状：怕热多汗，皮肤、手掌、面、颈、腋下皮肤红润多汗。常有低热，发生甲亢危象时可有高热、心悸、食欲亢进，但体重下降、疲乏无力。

心血管系统：心悸、气促，稍活动则明显加剧，重症患者可有心律不齐，心脏扩大，心力衰竭等。心动过速常为窦性，一般心率在 100～200 次/分，静息或睡眠时心率仍快，为本病的特征之一。心律失常以早搏最为常见，阵发性或持久性心房颤动和扑动，以及房室传导阻滞等心律失常也可发生。心音增强，心搏动有力，心尖部第一心音亢进，常闻及收缩期杂音，偶闻及舒张期杂音。心脏扩大和充血性心力衰竭多见于年长久病的男性重患。当合并感染或应用 β 受体阻滞剂时易诱发心力衰竭。可见收缩压升高，舒张压稍低或正常，脉压增大。

消化系统：食欲亢进，体重明显下降，过多甲状腺激素刺激可兴奋肠蠕动以致大便次数增多，有时因脂肪吸收不良而成脂肪痢。甲状腺激素对肝脏可有直接毒性作用，可致肝肿大和谷丙转氨酶升高。

血液系统：可见周围血液中白细胞总数偏低，淋巴细胞百分比和绝对值及单核细胞增多，血小板寿命缩短，有时可出现紫癜。由于消耗增加和铁的利用障碍，偶可引起贫血。

运动系统：主要表现为肌肉软弱无力，少数可表现为甲亢性肌病。

生殖系统：女性患者可出现有月经减少，周期延长，甚至闭经，但部分患者仍能妊娠、生育。男性可见阳痿、乳腺发育。

内分泌系统：肾上腺皮质激素功能于本病早期较为活跃，但在甲亢危象时，其功能呈相对减退，甚或不全；垂体分泌促肾上腺皮质激素增多，血浆皮质醇的浓度正常，但其清除率加快，说明其运转和利用增快。

2）体征

A. 甲状腺肿：多数甲亢患者有甲状腺肿大，为弥漫性对称性肿大，质软，吞咽时上下移动。少数患者的甲状腺肿大不对称，或肿大明显，出现压迫症状。由于甲状腺的血流量增多，故在上下叶外侧可闻及血管杂音，并扪及震颤，尤以腺体上部较明显。甲状腺肿大伴杂音和震颤为本病的一种特殊体征，但应注意与静脉和颈动脉杂音相区别。

B. 眼征

a. 非浸润性突眼：又称良性突眼，占大多数，一般呈对称性，有时一侧突眼先于另一侧。主要是由于交感神经兴奋眼外肌群和上睑肌张力增高所致，主要改变为眼睑及眼外部的表现，球后组织改变不大。眼征有以下几种：①眼裂增宽（Darymple 征）；②少瞬和凝视（Stellwag 征）；③眼球内侧聚合不能或欠佳（Mobius 征）；④眼向下看时，上眼睑因后缩而不能跟随眼球下落（Von Graefe 征）；⑤眼向上看时，前额皮肤不能皱起（Joffroy 征）。

b. 浸润性突眼：又称内分泌性突眼、眼肌麻痹性突眼症或恶性突眼，病情较为严重，可见于甲亢不明显或无高代谢症的患者。主要由于眼外肌和球后组织体积增加、淋巴细胞浸润和水肿所致。

C.皮肤及肢端表现：

少数患者有典型对称性黏液性水肿，多见于小腿胫前下段，有时也可见于足背和膝部、面部、上肢，甚至头部。初起时呈暗紫红色皮损，皮肤粗厚，以后呈片状或结节状叠起，最后呈树枝状，可伴发感染和色素沉着。少数患者可有肢端软组织肿胀，呈杆状，掌指骨骨膜下新骨形成，以及指或趾甲的游离边缘部分和甲床分离现象，称为指端粗厚。

（2）理化检查

1）甲状腺功能检查

血清总甲状腺素（TT4）：在估计患者甲状腺素结合球蛋白（TBG）正常情况下，T4 的增高提示甲亢。

血清总三碘甲状腺原氨酸（TT3）：增高幅度大于 TT4。

血清反 T3（rT3）：甲亢时明显增高。

游离甲状腺素 T4（FT4）和游离三碘甲状腺原氨酸（FT3）：FT4、FT3 的测定结果不受前述 TBG 的影响，较 TT4、TT3 的结果更能正确地反应甲状腺功能状态。甲亢时明显高于正常，尤以 FT3 的增高更为明显。

促甲状腺激素（TSH）：低于正常。

2）甲状腺摄 ^{131}I 率：如摄碘率增高，3 小时 > 25%，或 24 小时 > 45%（近距离法），峰值前移可符合本病，但宜作 T3 抑制试验，以区别单纯性甲状腺肿。

3）T3 抑制试验：正常及单纯甲状腺肿时第二次摄碘率明显下降，达 50% 以上。本病及浸润性突眼患者中，TSH 对甲状腺的刺激已为 TSAb 所取代，且不受 T3、T4 所抑制，故在服用 TT320ug 每 8 小时 1 次，持续 1 周后，第二次摄碘率不被抑制后 < 50%。此法对老年冠心病患者不宜使用，以免引起心律失常或心绞痛。

4）促甲状腺激素释放试验（TRH）兴奋试验：有兴奋反应为正常，如 TSH 接近 0，或用灵敏度较高的免疫测量分析，结果 TSH 低于正常，且不受 TRH 兴奋，可提示甲亢。

5）甲状腺球蛋白抗体（TGA）和甲状腺微粒体抗体（MCA）：在本病中 TGA 和 MCA 均可阳性，但其滴度远不如桥本氏甲状腺炎高。

在通常情况下，甲亢患者 T3、rT3 和 T4 血浓度升高，尤其是 FT4、FT3 更为可靠，T3 的升高较 T4 为明显，因而在早期时，T4 尚未升高超过正常时，T3、rT3 已有明确增高，TSH 低于正常仅在较敏感的免疫放射测定中见到。

（3）诊断要点

1）具有甲亢典型症状及体征的患者。

2）血清总甲状腺素（TT4）、血清总三碘甲状腺原氨酸（TT3）、游离甲状腺素T4、游离三碘甲状腺原氨酸（FT3）升高，促甲状腺激素（TSH）水平降低，且对促甲状腺素释放激素（TRH）兴奋试验无反应。

3）甲状腺摄^{131}I率增高，3小时＞25％，或24小时＞45％（近距离法），峰值前移（3小时的摄^{131}I率为24小时的80％以上），T3抑制试验阴性（不能抑制）。

4）免疫学检查：甲状腺球蛋白抗体（TGA）和甲状腺微粒体抗体（MCA）的阳性率和滴度可升高，甲状腺刺激性抗体（TSAb）阳性。

2 中医治疗

2.1 辨证治疗

（1）气郁证

①气滞痰凝证：颈前正中肿大，质柔软或偏硬韧，颈部觉胀，胸闷、喜太息，或觉胸胁窜痛，舌质红，苔薄腻或黄，脉弦滑或兼数。治法：舒肝理气、化痰散结。方药：四逆散。柴胡、白芍、枳实、夏枯草。

②肝郁火旺证：心烦易怒，失眠多梦，头晕头痛，口苦口干，舌红苔黄，脉弦数。治法：疏肝清热、解郁养阴。方药：酸枣仁汤合小柴胡汤。酸枣仁、茯苓、川芎、知母、柴胡、黄芩、生姜、半夏、大枣、生甘草。

③肝郁脾虚证：心烦急躁易怒，大便溏泄3～5次/日，气短乏力，饮食不振，颈部肿胀，多梦咽干，眼睑浮肿或突眼视蒙，眼胀发红，舌淡红苔白腻，脉弦细。治法：疏肝解郁、补中健脾祛湿。方药：当归芍药散合小柴胡汤。当归、芍药、白术、茯苓、柴胡、黄芩、太子参、炙甘草。

④胃热亢盛证：多食易饥，汗多怕热，口渴喜饮，气短乏力，舌红苔白，脉洪大数或细数。治法：清胃除热、益气养阴。方药：白虎加人参汤合麦门冬汤。石膏、知母、炙甘草、粳米、麦冬、半夏、人参、大枣。

⑤肝胃火旺、气滞痰阻证：面赤烘热，心悸失眠，烦躁不安，汗出怕热，多食善饥，口干渴，颈脖肿大，喉有堵塞感，眼球突出。舌红、苔黄，脉弦数。治法：泻肝火清胃热、化痰散结。方药：龙胆泻肝汤加减。龙胆草、山栀子、黄芩、柴胡、白芍、石膏、当归、生地、玄参、贝母、夏枯

草、甘草。

⑥心肝火旺证：主症为头昏目眩，心悸，烦躁易怒，颈前肿大，胸胁胀痛，手颤，目胀多泪，口苦舌痛；次症为恶热多汗，多食消瘦，倦怠乏力，口渴多饮；舌脉为舌红苔薄黄，脉弦数。治法：清肝泻火。方药：丹栀逍遥散。生牡蛎、夏枯草、丹皮、茯苓、荔枝核、玄参、浙贝母、橘核、白芍、栀子、白术、当归、柴胡、薄荷、生甘草。

⑦肝阳上亢证：面色红赤、神情紧张、双手颤抖、烦躁易怒、心悸失眠、怕热汗出、大便泄泻，舌红苔薄黄，脉弦数。方药：甲宁1号。女贞子、鸡血藤、地骨皮、生龙骨、生褚石、钩藤、连翘、龙胆草、酸枣仁、灯心草。

⑧血瘀痰凝证：甲状腺肿大、突眼、舌黯苔薄黄、脉涩。方药：甲宁3号。三棱、白术、丹参、清半夏、白芥子、胆南星、浙贝母、山慈菇。

（2）气阴虚证

①阴虚阳亢证：颈前肿大，质柔软或偏硬韧，烦热易汗，性情急躁易怒，眼球突出，手指颤抖，心悸不宁，眠差，食纳亢进，消瘦，口咽干燥，月经不调，舌质红，苔薄黄或少苔，脉弦细数。治法：滋阴潜阳，化痰散结。方药：甲亢宁。加减：生龙骨、白芍、枳实、夏枯草、磁石、土贝母、连翘、麦冬、生地。

②阴虚风动证：颈前肿大，质柔软或偏硬韧，怕热多汗，眼球突出，心悸不宁、心烦少寐，手指及舌体颤抖，甚至全身颤抖，舌质红，少苔，脉弦细。治法：滋阴补肾、息风止痉。方药：地黄饮子。生地、麦冬、五味子、山萸肉、山药、远志、生龙骨、磁石、夏枯草、连翘。

③气阴两虚证：颈前肿大，质柔软或偏硬韧，易出汗，倦怠乏力，心悸怔忡，胸闷气短，失眠多梦，手指颤抖，眼干，目眩，大便稀溏，舌红少苔，脉细数无力。治法：益气养阴、宁心安神。方药：天王补心丹。麦冬、天冬、太子参、丹参、生地、五味子、炒枣仁、柏子仁、远志、夏枯草、茯苓、连翘、磁石。

④肝肾阴虚证：头晕眼花，腰酸膝软，耳鸣脱发，失眠多梦，盗汗遗精，口渴欲饮，舌红少苔，或苔白而干，脉细数。治法：滋补肝肾，交通心肾。方药：肾气丸合百合地黄汤加减。丹皮、泽泻、茯苓、山药、山萸肉、生地黄、附子、百合、枸杞、菊花。

⑤心肝阴虚证：颈前喉结两旁有大或小结块，质地较软，心悸不宁，起病缓慢，多汗，眼干，目眩，手抖，疲倦无力，舌质红，脉弦细数，舌体颤

抖，苔少或无苔。治法：宁心柔肝、滋阴降火。方药：天冬、生地、麦冬、沙参、人参、玄参、枸杞、丹参、五味子、茯苓、川楝子、炒枣仁、当归、远志。

以上为综合各家观点列述的基本证型，临床则可按其舌脉，分别主次，随证治之。

2.2　复方治疗

甲宁方：女贞子 10 g、鸡血藤 10 g、百合 15 g、地骨皮 10 g、钩藤 15 g、连翘 10 g、淡竹叶 10 g、生龙骨 15 g、丹参 10 g、贝母 10 g、山慈菇 10 g 组成。临床试验显示：用甲宁方治疗甲状腺功能亢进症患者症属肝阳上亢、血瘀痰凝者，有效改善患者三碘甲状腺原氨酸（T3）、甲状腺激素（T4）、游离三碘甲状腺原氨酸（FT3）、游离甲状腺素（FT4）、促甲状腺素（TSH）等指标，有促进甲状腺刺激抗体（TSAb）转阴的作用，且无明显不良反应。【天津中医药，2007，24（1）：25-26】

疏肝健脾汤：由玄参、生地、浙贝、白芍、黄芪各 15 g，麦冬、莪术、法夏、党参各 12 g，柴胡、黄药子、白术各 10 g，猫爪草 18 g，陈皮 5 g 组成。临床试验显示，治疗甲亢 46 例，总有效率为 91.3 %。【四川中医，2006，24（11）：65】

疏肝消瘿汤：柴胡、白芍、栀子、玄参、乌梅各 10 g，沙参、麦冬、石斛、浙贝母、夏枯草各 15 g，昆布 6 g。临床试验显示：治疗甲亢患者 32 例，总有效率 90.6 %。【实用中医药杂志，2001，17（9）：26】

扶正消瘿汤：党参、生地、黄芪、玄参、白芍、佛手、青皮、陈皮、浮小麦等，使郁热清解，阴津来复，痰散气顺，瘿肿消退。临床试验显示：治疗甲状腺功能亢进症 45 例，降低 TT3、TT4、FT3、FT4 水平，改善临床症状和体征。其作用机理可能与抑制甲状腺激素的分泌有关。【中医中药，2011，9（26）：332-334】

当归六黄汤加减：当归、生地黄、三黄、黄芪、龙骨、牡蛎、酸枣仁、柏子仁、夏枯草、浙贝母、丹参、赤芍、郁金、柴胡、天冬、麦冬、二至丸等。临床试验显示：治疗甲亢患者 42 例，总有效率为 95.2 %。【新中医，1999，31（6）：47-48】

益气消瘿汤：黄芪、党参、麦冬、杭白芍、枸杞子、玄参、夏枯草、皂角刺、半夏等有益气、养阴、化痰、行瘀、散结之效。临床试验显示：治疗甲亢患者 62 例，总有效率为 96.77 ％，治疗后症状改善较快。治疗后 T3、T4、TSH、FT3、FT4、TGAb、TMAb 均有显著下降。【山东中医杂志，2003，22（12）：712-713】

羚夏龙珠汤：羚羊角、夏枯草、钩藤、珍珠母、煅龙骨、煅牡蛎、西洋参、山药、鳖甲、旱莲草、浙贝母、丹参、柴胡。临床试验显示：治疗甲亢 100 例疗效明显。【中医研究，1999，12（3）：36-37】

复方甲亢汤：玄参、沙参、麦冬、生地黄、白芍、钩藤、夏枯草、牡蛎、自然铜、鳖甲、黄药子、猫爪草，有益气养阴、柔肝理气、散结消瘿之功。推测复方甲亢汤的作用机理可能是加速血液循环中甲状腺激素的降解、或 / 和减弱甲状腺激素靶器官、靶组织对甲状腺激素的反应。临床试验显示：治疗甲亢 68 例，总有效率为 94.1 ％，治疗后 T3、T4 二者下降较显著。【新中医，2002，34（2）：51-52】

甲亢灵方：锻龙骨、牡蛎、淮山药、旱莲草、夏枯草、紫丹参各 15g 等，临床试验显示：治疗甲亢 68 例，总有效率 91.2 ％。【湖南中医杂志，1990（2）：7-8】

平甲煎：龙胆草 12 g、栀子 12 g、柴胡 12 g、黄芩 12 g、夏枯草 15 g、昆布 21 g、牡蛎 21 g、玄参 21 g、麦冬 15 g、生地 21 g、酸枣仁 15 g。临床试验显示：治疗甲亢患者 50 例，总有效率为 86 ％。【中共中西医结合杂志，1992，（5）：291】

丹栀复方：栀子 10 g，牡丹皮 10 g，当归 15 g，白芍 12 g，牛蒡子 10 g，生牡蛎 15 g，浙贝母 15 g，玄参 12 g。临床试验显示：治疗甲亢 45 例，有效率为 96.7 ％。【中医研究，2014，27（7）：16-17】

益气活血方：黄芪 30 g，玄参 20 g，生地黄 18 g，麦冬 18 g，党参 20 g，生白芍 18 g，五味子 12 g，茯苓 10 g，郁金 10 g，陈皮 8 g，牡丹皮 15 g，临床试验显示，治疗甲亢 65 例，有效率达为 92.3 ％。【中医杂志，2009，50（8）：702-704】

疏肝健脾方：柴胡 15 g，当归 15 g，白芍 15 g，川楝子 15 g，黄芪 20 g，太子参 10 g，茯苓 15 g，白术 15 g，夏枯草 15 g，鳖甲 20 g，炙甘草 6 g。临床试验显示：治疗甲亢 32 例，总有效率为 96.7 ％。【辽宁中医杂志，2013，40（8）：1619-1620】

益气养阴方：黄芪 30 g，党参 20 g，生地黄 15 g，山药 15 g，沙参 15 g，麦冬 15 g，夏枯草 30 g，香附 10 g，半夏 10 g。临床试验显示：治疗

30例，有效率为96.7%，治疗后甲状腺功能显著改善，对TGAb、TMAb有显著降低，可提高患者免疫功能，不良反应少，复发率低。[广西中医药，2005，28（3）：23-24]

补肝肾调和气血方剂：熟地15g，山药12g，女贞子15g，夏枯草20g，白芍24g，黄芩10g，生牡蛎30g，山茱萸12g，茯苓10g，柴胡10g，丹皮10g，泽泻10g，丹参10g，玄参12g，五味子10g。临床试验显示：治疗甲亢患者25例，总有效率达100%。【四川中医，2007，25（7）：19-50】

清瘿汤：黄药子20g，柴胡10g，栀子10g，丹皮15g，川楝子6g，龙胆草15g，珍珠母15g，薄荷6g等。临床试验显示：治疗甲亢患者26例，总有效率达88.5%。甲亢诸症状趋于缓解，使BMR及血清甲状腺素水平下降或恢复正常，而对TSH未产生明显影响。【湖南中医学院学报，1996，16（4）：14-15】

甲亢合剂：含天冬、麦冬、玄参、生地、北沙参、花粉、枣仁各60g，丹参、牡砺、生黄芪各75g，川黄连30g，黄药子50g等。临床试验显示：治疗甲亢患者60例，总有效率为91.7%。【浙江中医杂志，1997：204-205】

消瘿汤：生牡蛎30g，夏枯草30g，白芍15g，象贝母10g，黄药子10g，玄参15g，生地15g，麦冬15g，地龙9g等。临床试验显示：治疗甲亢42例，总有效率达92.9%。【湖南中医杂志，1989，5：2-4】

甲亢煎：白芍、乌梅、木瓜、沙参、麦冬、石斛、扁豆、莲肉各10g，柴胡、桑叶、黑山栀各6g，昆布6～10g等。临床试验显示：治疗甲亢患者60例，总有效率为95.0%。【临床荟萃，1987，2（8）：384】

消瘿煎：玄参20g，生地15g，胆草8g，昆布15g，海藻15g，丹参20g，夏枯草15g，大贝10g，生牡蛎30g，黄药子30g，生石膏30g，知母15g，山慈菇30g，白芍15g，龟板15g。临床试验显示：治疗甲亢患者49例，总有效率93.8%。【江西中医药，1995，26（1）：25，32】

益气养阴方：黄芪、党参、山药、白芍、夏枯草、玄参、麦冬、半夏、贝母、牡蛎、枸杞、炒枣仁等。临床试验显示：显效率为60.9%。【山东中医学院学报，1999，17（2）：42-43】

甲亢平消汤：生黄芪45g，玄参12g，郁金、当归、川芎、赤芍、瓜蒌、夏枯草、青皮各10g，柴胡、半夏、桔梗各9g，生甘草6g等，临床试验显示：治疗甲亢36例，总有效率为97.22%。【山西中医，2010，26（2）：27】

柴胡清肝汤和消瘰丸加减：太子参15g，牡蛎30g，夏枯草15g，柴胡15g，栀子10g，连翘10g，黄芩10g，贝母10g，党参15g，甘草10g等，有清肝、解郁、健脾、化痰、滋阴、降火、软坚、散结的效果。临床治疗显示：治疗甲亢38例，痊愈率81.5%，有效率为100%。【中国民间疗法，2008（5）：45】

自拟经验方：玄参、生地、夏枯草各30g，天花粉20g，知母、黄柏、昆布、海藻、丹皮各10g等，有报道中药能有效地控制甲亢症状，效果优于硫脲类抗甲状腺药，并能有效地预防和治疗硫脲类抗甲状腺药所致白细胞减少。临床试验显示：治疗甲亢患者证属阴虚阳亢、脾虚湿盛者，总有效率达98.52%。【福建中医药，2001，32（3）：45】

麦门冬汤加减：辽沙参15g、天门冬15g、麦门冬15g、生地15g、花粉15g、海藻15g、五倍子10g、大贝10g、元参15g、海浮石15g、生龙骨15g、生牡蛎15g、石斛15g、桔梗9g。临床试验显示：治疗甲亢患者120例，总有效率为92.5%，复发率为7.5%，不良反应发生率为4.17%。【中国地方病防治杂志，2013，28（2）：160】

自拟养阴平肝汤：白芍、龙骨、牡蛎各20g，酸枣仁、山茱萸各10g，熟地、制首乌、淮牛膝各12g，太子参15g（人参须5g）等。临床试验显示：治疗甲亢患者22例，总有效率为95.5%。【湖南中医杂志，1995，11（5）：20-21】

自拟经验方：由柴胡10g，当归12g，白芍15g，茯苓15g，丹皮10g，栀子10g，麦冬10g，浙贝母10g，夏枯草12g，鳖甲10g，龟甲10g等组成。临床试验显示：治疗甲亢患者48例，总有效率达93.75%。【光明中医，2007，22（7）：68-69】

复方龙船花汤：龙船花15g，葫芦茶15g，半夏10g，香附10g，蛇泡勒10g，不出林10g，生地黄10g，麦冬10g，夏枯草10g，海藻10g等。临床试验显示：治疗甲亢患者36例，总有效率为86.1%。【吉林中医药，2011，31（7）：657】

血府逐瘀汤加味：莪术9g，三棱3g，夏枯草20g，大贝15g，黄药子6g，生牡蛎30g等，有软坚散结的功效。临床试验显示：治疗甲亢患者40例，有效率达90%。【实用中医内科杂志，2002，16（1）：41】

甲1方：法半夏15g，茯苓15g，浙贝母12g，瓜蒌皮15g，丹参30g，三七片5g，猫爪草15g，郁金12g等，有理气化痰、活血化瘀、散结消瘿之效。临床试验显示：甲1方治疗甲亢患者42例，总有效率达90.48%。【中医临床研究，2014，6（7）：37-38】

自拟经验方：黄芪30g，熟地15g，山药15g，女贞子15g，夏枯草20g，白芍24g，黄药10g，生牡蛎30g，山茱萸12g，茯苓10g，柴胡

15 g，丹皮 10 g，泽泻 10 g，丹参 10 g，玄参 12 g，五味子 10 g。临床试验显示：治疗甲亢 40 例，总有效率为 85.0 %。【医学信息内外科版，2009，22（9）：814-815】

抗甲方：龙胆草 9 g，栀子 12 g，夏枯草 9 g，半夏 9 g，陈皮 6 g，浙贝母 9 g，茯苓 6 g，白术 9 g，郁金 9 g，丹参 12 g 等，临床试验显示：治疗甲亢患者 60 例，总有效率为 93.3 %。【中国中西医结合杂志，2006，26（8）：735-738】

消瘿散结汤：莪术 10 g，郁金 15 g，法半夏 12 g，柴胡 10 g，浙贝母 25 g，紫苏子 20 g，夏枯草 30 g，鳖甲 30 g。临床试验显示：30 例甲亢患者治疗后双侧甲状腺上动脉收缩期最大血流速度（PSV）均有降低。【实用中医内科杂志，2012，26（9）：76-77】

消瘿汤：龟版、鳖甲、海浮石、生地黄各 20 g，玄参、牡蛎、天竺黄、川贝母、麦冬、郁金、女贞子、天花粉各 15 g。临床试验显示：30 例甲亢患者，有效率为 93.33 %，甲状腺激素水平均有所降低，改善临床症状和体征及减少甲亢复发机率。【中国中医药科技，2005，12（4）：242-243】

生脉饮加味：太子参 10 g，生地 10 g，麦冬 10 g，白芍 10 g，夏枯草 10 g，炒枣仁 10 g，五味子 10 g，煅牡蛎 20 g，生黄芪 30 ～ 50 g，甘草 5 g。临床试验显示：治疗甲亢患者 68 例，有效率均达 100 %，痊愈率 61.8 %。【江苏中医，2000，21（10）：20】

玉壶消瘿饮：夏枯草 25 g，龙胆草 20 g，栀子 15 g，陈皮 15 g，青皮 15 g，香附 15 g，生地 10 g，玄参 10 g，麦冬 10 g，白芍 10 g，川贝母 15 g，连翘 15 g，淡竹叶 10 g，炙甘草 10 g 等。临床试验显示：自拟方玉壶消瘿饮配合小剂量 PTU 治疗 Graves 病，结果可迅速缓解临床症状，改善甲状腺功能，且无明显不良反应。【实用中医内科杂志，2007，21（7）：47-48】

四逆散加味：柴胡 20 g、生地 10 g、枳壳 15 g、白芍 10 g、半夏 10 g、党参 20 g、郁金 12 g、丹皮 10 g、茯苓 20 g、黄芪 15 g、龙骨 30 g、牡蛎 30 g、黄连 6 g、甘草 10 g。四逆散加味配合西药治疗 Graves 病效果更佳，且可减少他巴唑等药物引起的不良反应。临床试验显示：有效率为 91.7 %，且不良反应发生率较低。【现代中西医结合杂志，2003，12（1）：31】

化瘿汤：夏枯草 25 g，龙胆草 5 g，玄参 15 g，生牡蛎 30 g，浙贝母 30 g，鳖甲 15 g，半夏 15 g，三棱 15 g，莪术 15 g，丹参 25 g，青皮 15 g，白芍 15 g，柴胡 15 g，茯苓 25 g，焦白术 15 g，砂仁 15 g，有清泻肝热、疏肝理脾、消痰散结之效。化瘿汤结合西药治疗 Graves 病可明显改善患者的症状、体征和甲状腺功能。临床试验显示：治疗 30 例，总有效率为 93.33 %。【长春中医药大学学报，2012，28（3）：476-477】

逍遥散加减：柴胡 12 g，白芍 10 g，薄荷 10 g，白术 10 g，茯苓 10 g，当归 10 g，枳壳 6 g，青皮 6 g，陈皮 6 g，甘草 3 g，具有疏肝健脾、化痰解毒、软坚散结之功。甲硫氧嘧啶联合逍遥散加减行疏肝解郁治疗 GD 可减少西药所致的白细胞减少及肝功能异常等不良反应，降低甲亢复发率和甲减发生率，提高机体免疫力。临床试验显示：治疗 54 例患者，有效率为 92.6 %，生化指标均显著改善，如 FT3、FT4 及 TSH 水平等，治疗后 2 年，复发率显著低，不良反应发生率为 7.4 %。【长春中医药大学学报，2014，30（2）】

镇甲平亢汤：白芥子 10 g，浙贝母 10 g，黄药子 12 g，夏枯草 20 g，龙胆草 15 g，猫眼草 20 g，野菊花 15 g，凌霄花 15 g，红花 10 g，忍冬藤 20 g，钩藤 15 g，红藤 12 g，全蝎 6 g，蜈蚣 2 条，僵蚕 10 g，龟板 20 g，知母 15 g，生地 15 g，柴胡 10 g，川楝子 15 g。临床试验显示：治疗甲亢患者 50 例，总有效率为 96 %。【医学信息，2011，24（6）：3602-3603】

2.3 中成药

消瘿片：由生黄芪、生地黄、麦冬、夏枯草、浙贝母、连翘、丹参、牡蛎、酸枣仁等药物组成。具有益气养阴、清热泻火、化痰软坚、活血化瘀、宁心安神的作用。临床研究显示：治疗甲亢 40 例，总有效率为 87.5 %，显效率 42.5 %，可以改善甲亢患者某些症状和体征。动物实验研究表明，消瘿片可增加甲亢大鼠体重、降低其肛温、耗氧率和血清 T3、T4。【山东中医药大学学报，1998，22（3）：206】

甲亢消：由太子参、麦冬、五味子、黄芪、生牡蛎、酸枣仁、白术、淮山药、茯苓、猫爪草、黄药子、浙贝母、玄参、丹参，另加他巴唑组成。临床试验显示：甲亢消治疗甲状腺机能亢进 93 例，在缓解症状，明显减少或避免西药不良反应方面，总有效率为 94.6 %；其中缓解率为 63.3 %。【辽宁中医杂志，1999，26（9）：416-417】

消瘿甲亢片：由炙黄芪、玄参、白芥子等药物组成配以少量他巴唑组成。消瘿甲亢片辨证治疗甲亢较西药单纯控制甲状腺功能有一定优势，对由甲亢导致的眼病有同时兼顾的效果。临床试验显示：气阴两虚兼痰瘀交阻型甲状腺机能亢进症患者 50 例，总有效率为 92.00 %；患者眼征均有改善，总有效率为 86.3 %。甲状腺肿大程度明显改善，显效率 66.67 %，总有效率为

90.48%。在改善免疫指标方面消瘿甲亢片治疗组优于他巴唑组；不良反应的发生率治疗组明显减少。【中医药信息，2005，22（1）：36-37】

甲康颗粒：由生地、夏枯草、黄连、白芥子等组成。通过临床观察，甲康颗粒可使甲亢患者的 TT3、TT4、FT3、FT4 含量明显下降，高代谢症候群、甲状腺肿大、突眼征等临床症状和体征改善明显，且能降低和改善 TGAb、TMAb 活性，从而有效地调节了患者机体的免疫功能，减少了自身抗体的产生，消除自身抗体对甲状腺细胞的病理刺激，有利于降低甲状腺激素含量，消除高代谢症候群表现，促使甲状腺机能恢复正常，防止和减少甲亢的复发。【南京中医药大学学报，2003，19（4）：207-209】

瘿气灵：由太子参、麦冬、五味子、黄芪、玄参、牡蛎、酸枣仁、浙贝母、夏枯草、赤芍、猫爪草等中药加他巴唑制成片剂，每片含他巴唑 1mg。研究表明应用瘿气灵治疗甲亢，其在临床疗效、中医证候疗效及症状积分、心率的改善方面均优于他巴唑。【新中医，2007，39（8）：62-63】

抑亢散：由羚羊角、白芍、桑椹、天竺黄、香附、延胡索（醋炙）、玄参、黄精、黄药子、女贞子、天冬、青皮（醋炙）、地黄等组成。抑亢散联合甲巯咪唑治疗 Graves 病短期内可改善甲状腺肿症状和体征，提高甲状腺肿和甲亢性突眼的疗效。【中国新药杂志，2010，19（1）：39-41】

银甲丹：主要成分为金银花、天花粉、薏苡仁、黄连、皂角刺、山慈菇、浙贝母、连翘、夏枯草等。银甲丹能降低炎症因子 TNF-α 水平，升高 IL-2R 水平，说明银甲丹可以减少自身抗体的产生，调节相关炎症因子。通过临床观察发现，加用中药银甲丹治疗后，临床症状和体征改善方面均优于单用西药组，患者甲状腺激素水平改善情况明显优于单用西药组，在与甲状腺过氧化酶系相关的抗体水平改善方面也优于单用西药组。同时，加用中药银甲丹治疗后明显减少了单用西药治疗所引起的白细胞减少、肝功能损害等不良反应。【中国实验方剂学杂志，2011，17（20）：276-279】

自制瘿瘤糖浆：将黄芪 200 g，麦冬 100 g，元参 70 g，知母 50 g，连翘 50 g，夏枯草 50 g，急性子 30 g，白芥子 30 g，象贝 30 g，生牡蛎 200 g 等中药组成，加工成 500 ml 糖浆。临床观察瘿瘤消糖浆治疗甲亢患者，总有效率达 81.8%。瘿瘤糖浆不仅能改善甲状腺功能，血清 TGAb、TMAb 转阴或滴度下降，T 细胞亚群指标亦有所改善，说明该药对细胞免疫有一定调节作用。【上海中医药杂志，1996，3：20-21】

甲亢宁：由牡蛎、玄参、连翘、山慈菇等组成，临床观察甲亢宁治疗甲亢总有效率达83.3%，联合他巴唑治疗甲亢，总有效率达97.1%。在改善甲亢症状方面，甲亢宁组、甲亢宁加小剂量他巴唑组优于他巴唑组，且不良反应少于他巴唑组。【中国中西医结合杂志，1999，19，（3）：144-147】

复方甲亢片：由炙黄芪、生地、白芍、钩藤等中药配以少量他巴唑制成。临床观察复方甲亢片组疗效优于他巴唑，能够改善甲功指标和症状体征。【浙江中西医结合杂志，2007，17（2）：91-92】

甲亢丸：太子参、麦冬、黄芪、夏枯草各15g，五味子、浙贝母各6g，玄参、酸枣仁、赤芍各12g，海藻、昆布、玄胡各10g，生牡蛎、珍珠母各30g，猫爪草20g等，临床观察甲亢丸配合小剂量西药治疗甲亢，总有效率为95.6%，治疗过程中患者未出现不良反应。【工企医刊，2014：602-603】

自拟四甲丸：由炒炮龟板、醋炙鳖甲、生牡蛎、生珍珠母、浙贝母、刺蒺藜、玄参各150g等组成。临床试验显示：治疗128例患者，有效率为89%。【光明中医，2004，19（4）】

昆明山海棠：甲亢是一种自身免疫病，而昆明山海棠被作为免疫抑制剂用于临床，实验研究表明它有较强的免疫抑制作用。临床观察昆明山海棠配合他巴唑不仅在治疗甲亢症状缓解，而且T3、T4降低，有效率达97.7%，较单纯使用他巴唑有效率35%优（p＜0.05）。【四川中医，1995（9）：21】

银甲散颗粒：由银花30g、连翘15g、黄连3g、天花粉15g、夏枯草30g、浙贝母15g、山慈菇15g、雷公藤10g、薏苡仁15g、猪苓15g、茯苓15g、泽泻15g、牡蛎10g、皂角10g、生甘草3g、白芍10g组成。临床试验中，30例患者，两组血清TT3、TT4、FT3、FT4值均明显下降，TGAb和TMAb值明显降低，不良反应较小。【现代中西医结合杂志，2004，13（10）：1291-1292】

抗甲消胶囊：由黄芪30g、黄芩12g、黄药子11g、白芍12g、当归12g、丹参30g、玄参18g、麦冬12g、酸枣仁12g、生龙骨30g、生牡蛎30g、夏枯草12g等药物组成。临床研究30例患者，治疗总有效率为97.67%，不良反应较少。【湖南中医杂志，2007，23（2）：20-24】

抑亢丸：由羚羊角、生白芍、生地、香附、天冬、黄精、石决明、玄参、柴胡、女贞子等组成。临床研究显示：在西药治疗的基础上加用抑亢丸与单独使用西药对比，中西组对症状、体征以及甲功的改善均优于对照组。【中国地方病防治杂志，2003，18（2）：117】

2.4 单味中药治疗

（1）昆明山海棠：又名雷公藤。苦；辛；微温；有大毒。归肝；脾；肾经。现代药理研究表明昆明山海棠对 T 淋巴细胞亚群有非选择性、非平衡性的抑制作用，从而使机体紊乱的免疫状态得到纠正。不仅可以抑制细胞免疫对体液免疫也有抑制作用。研究表明雷公藤有助于 T_3、T_4 下降，但具体作用机理并不明确，可能是通过抑制 TSH 分泌和 5′- 脱碘酶，减少 T_4 向 T_3 的转化，另外雷公藤还可以抑制甲状腺抗体的产生，起到缓解病情的作用。临床研究显示：昆明山海棠配合他巴唑治疗甲亢患者 87 例，与单纯使用他巴唑相比，结果疗效明显。【四川中医，1995（9）：21】

（2）猫爪草：甘辛，温。入肝、肺二经。功效：化痰散结，解毒消肿。现代药理研究表明从猫爪草中提取的猫爪草多糖能够增加外周血中 T 细胞数量，缓解环磷酰胺引起的免疫抑制。猫爪草多糖不仅可以提高机体细胞免疫能力，对体液免疫也有兴奋作用。【时珍国医国药，2007，18（3）：537-539】

（3）黄芪：含有黄芪皂苷、多糖和多种氨基酸，具有免疫调节作用，有临床研究显示黄芪注射液联合他巴唑对 Graves 病合并白细胞减少有较好的治疗效果。【天津药学，2000，12（4）：71】

（4）黄连：从黄连中提取的生物碱黄连素可以降低血清 FT3、FT4，升高TSH，与单纯使用抗甲状腺西药比较，在控制症状、改善甲状腺肿大及突眼方面均有优势。【中国中西医结合杂志，2003，23（5）：385】

（5）龟板：为龟科动物 chinemys reevesii 的腹甲及背甲。味咸甘，平。功能滋阴，潜阳，补肾，健骨。现代药理研究证明能降低甲亢大鼠 T_3、T_4 水平，减慢心率，升高 IgG 含量，降低血量浆 cAMP 含量及血浆黏度，降低机体的耗氧量。【中西医结合杂志，1988，8（5）：279-281】

此外，血竭、白芍、知母、葶苈子、白芥子等中药均被研究证实有改善免疫功能、甲状腺功能等作用。

2.5　非药物治疗

①药物外敷法：将特定药物如甲亢膏等均匀搅拌，外敷至患处，可一定程度缓解病情。临床试验显示：总有效率为 80 %～ 90 %。

②针灸围刺法：针刺特定穴位对患者具有良性调整作用，针灸的疗效与患者的年龄、肥胖度、病因诱因和病程长短等密切相关。针药并用能更好地改善甲亢症中所存在的高代谢综合征、高循环症候群、神经肌肉、消化系统等方面的相关症状，在轻度和中度突眼症眼病指数也有很大改善。

第十三章　甲状腺功能减退症

甲状腺功能减退症（Hypothroidism）是由多种原因引起的甲状腺素合成、分泌或生物效应不足所导致的临床综合病症，包括代谢及各系统功能低下。甲状腺功能减退症是常见的内分泌疾病之一，从新生儿至老年均可发病，但以老年多见，不同年龄段发病表现各异。甲状腺功能减退常表现为：乏力、怕冷、颜面浮肿、表情淡漠、心动过缓、下肢水肿等症。

1　诊断

（1）病史：详细地询问病史有助于本病的诊断。如甲状腺手术、甲亢 [131]I 治疗；Graves 病、桥本甲状腺炎病史和家族史等。

（2）临床表吸纳：本病发病隐匿，病程较长，不少患者缺乏特异症状和体征。症状主要以代谢率降低和交感神经兴奋性下降为主，病情轻的早期患者可以没有特异症状。典型患者畏寒、乏力、手足肿胀感、嗜睡、记忆力减退、少汗、关节疼痛、体重增加、便秘、女性月经紊乱或者月经过多、不孕。

（3）体格检查：典型患者可有表情呆滞、反应迟钝、声音嘶哑、听力障碍、面色苍白、颜面和（或）眼睑水肿、唇舌厚大、常有齿痕、皮肤干燥、粗糙、脱皮屑、皮肤温度低、水肿、手脚掌皮肤可成姜黄色、毛发稀疏干燥、跟腱反射时间延长、脉率缓慢。少数病例出现胫前黏液性水肿。本病累及心脏可以出现心包积液和心力衰竭。重症患者可以发生黏液性水肿昏迷。

（4）实验室诊断：血清 TSH 和总 T4（TT4）、游离（FT4）是诊断甲减的第一线指标。原发性甲减血清 TSH 增高，TT4 和 FT4 均降低。TSH 升高，TT4 和 FT4 降低的水平与病情程度相关。血清总 T3、游离 T3（FT3）早期正常，晚期减低。因为 T3 主要来源于外周组织 T4 的转换，所以不作为诊断原发性甲减的必备指标。亚临床甲减仅有 TSH 增高，TT4 和 FT4 正常。原发性甲减：有甲减的临床表现或体征，血清 TSH 升高，T3、T4、FT3、FT4 降低。垂体甲减：血清 TSH、T3、T4、FT3、FT4 均下降。丘脑性甲减：血清 T3、

T4、FT3、FT4、TSH 均下降，但诊断有赖于 TRH 兴奋试验。甲状腺炎者的甲状腺均有淋巴细胞浸润。如果 TPOAb 阳性伴血清 TSH 水平增高，说明甲状腺细胞已经发生损伤。

（5）其他检查：轻、中度贫血，血清总胆固醇、心肌酶谱可以升高，部分病例血清催乳素升高、蝶鞍增大，需要与垂体催乳素瘤鉴别。

2 中医治疗

2.1 辨证治疗

（1）肾阳虚：倦怠乏力，面色苍白，耳鸣耳聋，畏寒肢冷，记忆力减退，男子阳痿，女子行经量少，或崩漏，或闭经，舌质淡，或伴边有齿痕，苔薄白，脉沉迟无力。治则：温补肾阳。方药：金匮肾气汤加减。肉桂，制附片，熟地，山萸肉，淮山药，云茯苓，丹皮，泽泻，当归，川芎。

（2）脾肾阳虚证：神疲乏力，嗜睡，畏寒肢冷，肤干发稀，头晕耳鸣，腰膝酸软，纳少，腹胀便秘，全身浮肿，男子阳痿，女子月经不调，舌体淡胖有齿痕，舌苔白润或腻苔脉沉细、弱，或沉迟。治法：温补脾肾。方药：右归丸（汤）合四君子汤加减。熟地黄、山药、菟丝子、山萸肉、当归、鹿角胶、肉桂、炮附子、枸杞子、杜仲、人参、茯苓、白术。

（3）心肾阳虚证：形寒怕冷，心悸气短，胸闷，身倦欲寐，尿少，浮肿，月经不调，阳痿，舌质淡黯或青紫，苔白，脉迟缓微沉。治法：温补心肾。方药：真武汤合苓桂术甘汤加减。黄芪、人参、炙甘草、肉桂、茯苓、芍药、白术、附子、当归、川芎，生姜，桂枝等。

（4）阳虚湿盛证：神疲乏力，头晕气短，肢体浮肿，酸软沉重，以双下肢为甚，小便量少，痰多腹胀，纳呆，舌质淡胖，边有齿痕，苔白腻，脉沉或迟而无力。治则：温阳益气，化气行水。方药：真武汤加实脾饮加减。茯苓、白芍、白术、附子、生姜、木瓜、木香、槟榔、草果、厚朴等。

（5）阴阳两虚型：畏寒肢冷，腰膝酸软，小便清长或遗尿，寒温难适，口干咽燥，但喜热饮，纳呆便结，全身浮肿较甚，眩晕耳鸣，男子阳痿、遗精滑精，女子不孕、带下量多，舌质淡红、舌体胖大，苔根部色白，尺脉细弱。治则：温肾滋阴，调补阴阳。方药：四逆汤合右归饮加减。附子、干姜、甘草、人参、肉桂、麦冬、白芍、山药、熟地黄、山茱萸、桃仁、红花、当归、鳖甲等。

（6）兼症：

①气血亏虚：面色苍白或萎黄、虚浮、四肢不温，神疲乏力，少气懒言，反应迟钝，纳呆便溏，头晕目眩，女子月经量少或闭经，舌淡，苔薄，脉细弱。治法：益气养血。方药：十全大补汤加减。党参，黄芪，黄精，白术，茯苓，熟地，当归，白芍，何首乌，川芎，山药，枸杞子，肉桂，熟附子，陈皮，砂仁，炙甘草。

②痰瘀互结：肌肤粗糙，肢体麻木或疼痛，面色黧黑，口唇青紫，女子闭经，周身浮肿，身体胖大紫黯，或有瘀斑，苔厚腻，脉沉迟涩结。治法：温阳行水，益气活血。方药：济生肾气丸加血府逐瘀汤加减。黄芪，白术，茯苓，桂枝，山茱萸，熟地，当归，莪术，川芎，香附，桃仁，红花，制半夏等。

③阳微欲脱，气阴两竭（甲减危象）：体温骤降，畏寒怕冷，四肢厥逆，昏睡不醒，呼吸低微，冷汗自出，脉微欲绝。治法：回阳救逆，益气固脱。方药：参附汤合桂枝甘草汤加减。熟附子，人参，桂枝，干姜，炙甘草，五味子。

以上为基本证型，临床则可按其舌脉，分别主次，随证治之。

2.2　复方治疗

（1）扶正散瘿汤：黄芪 45 g、党参 15 g、仙灵脾 12 g、仙茅 12 g、山药 15 g、山萸肉 15 g、枸杞子 12 g、玄参 15 g、夏枯草 20 g、浙贝母 12 g、牡蛎 30 g、三棱 15 g、白芥子 9 g、生甘草 9 g。扶正散瘿汤具有疏肝健脾温肾的功效，用于甲减脾肾两虚，肝气郁滞。临床试验显示：在改善本病中医症状方面，中西药结合明显优于单独西药；在改善血清 TG-Ab、TPO-Ab 水平方面中西药结合明显优于单独西药；并且在治疗过程中未发生不良反应，临床用药安全。【山东省中医药大学】

（2）自拟补肾健脾方：黄芪 15 g，党参 12 g，白术 15 g，白芍 12 g，菟丝子 15 g，山药 15 g，续断 12 g，桑寄生 12 g，熟地 12 g，杜仲 10 g，旱莲草 12 g，地榆炭 15 g，甘草 3 g，有共奏益气健脾、温阳补肾之功。临床试验研究显示：中西结合治疗临床症状缓解及甲状腺功能改善明显优于单独西药。【实用中医药杂志，2013，29（12）：1009-1010】

（3）自拟抗甲减方：人参 15 g，干姜（炙）10 g，甘草 10 g，白术 15 g，干地黄 20 g，山药 15 g，山茱萸 15 g，泽泻 15 g，土茯苓 20 g，丹皮 15 g，

桂枝 15 g，肉苁蓉 20 g，仙灵脾 15 g 等。临床试验显示：治疗甲状腺功能减退症 3 个月后，患者的血清甲状腺激素、中医证候均有明显改善，有效率为 86.7 %。【世界中西医结合杂志，2009，4（12）：881-883】

（4）加味柴胡疏肝散：黄芩 10 g、牡丹皮 10 g、柴胡 10 g、白芍 20 g、枳壳 10 g、当归 10 g、白术 10 g、茯苓 10 g、浙贝母 10 g、三棱 6 g、桃仁 6 g、甘草 6 g 等。加味柴胡疏肝散治疗：不但临床疗效显著，还能明显降低 TGAB 和 TPOAB 水平。临床试验显示：治疗桥本甲状腺炎伴甲减 30 例，总有效率 73.33 %。【中国中医药科技，2013，20（1）：85】

（5）温肾补阳方：肉苁蓉 20 g，仙灵脾 15 g，补骨脂 20 g，黄芪 20 g，炒白术 15 g，女贞子 15 g，旱莲草 12 g，熟地 30 g，甘草 10 g 等。临床试验显示：治疗老年甲状腺功能减退症 25 例，治疗后血清 TSH 水平、中医证候积分均有明显改善，治疗组有效率为 96 %。【中医临床研究，2013，5（14）：83-84】

2.3 中成药

（1）右归丸：熟地黄、山药、菟丝子、山萸肉、当归、鹿角胶、肉桂、炮附子、枸杞子、杜仲。有研究表明右归丸具有提高甲减模型大鼠的脂质过氧化应激反应能力，并且在减轻体内自由基过氧化损伤的过程中也发挥了一定的作用。临床试验显示：总有效率为 83.33 %，能明显改善亚临床甲减患者临床症状、降低患者 TSH 水平，还能改善患者血脂代谢紊乱状况。【中华中医药学刊，2011，29（8）：1859-1861】

（2）百令胶囊：含有虫草多糖、氨基酸、甘露醇及微量元素，是一种发酵虫草菌粉胶囊制剂。其中主要成分冬虫夏草，是一种作用面较广的免疫调节剂，对单核巨噬细胞、T 淋巴细胞、B 淋巴细胞和 NK 细胞均有一定影响。研究表明，冬虫夏草可以免疫抑制，主要体现在选择性的增强抑制细胞亚群，从而对免疫应答反应起到负反馈调节作用，维持生理平衡。百令胶囊可以降低 AITD 患者总体的抗体水平，其中尤以 TPOAb 滴度降低最明显。在非甲亢的 AITD 患者中，TPOAb 有效降低 40 % 服用百令胶囊患者高达 80 %。而滴度降达原水平 60 % 以上的患者可达三分之一。根据百令胶囊对人体免疫系统的双相调节作用及对细胞免疫抑制的推测，它可能是作用于细胞免疫应答的某一个环节来阻断 TPOAb 的产生，或有活性物质可以与 TPOAb 特异结合，打断免疫反应的连锁效应。【中国中医基础医学杂志，2006，12（4）：261-262】

（3）还少胶囊：熟地，山药，牛膝，枸杞，山茱萸，茯苓，杜仲，巴戟天，小茴香，楮实子，肉苁蓉，大枣等，具有温肾补脾，填精益髓的作用。临床试验显示：治疗甲减130例总有效率为93.3%，血清总胆固醇及甘油三酯均明显下降。【黑龙江中医药，2011（2）：24-25】

（4）甲减胶囊：生黄芪、当归、制附子、仙灵脾、肉桂、茯苓、白术为主。临床试验显示：常规治疗基础上加用甲减胶囊中西医结合治疗原发性甲减29例，T3，rT3恢复较快；T4，FT4次之；TSH下降较慢。心电图检查示经治疗4周后大部分患者恢复窦性心律。血脂，尤其是胆固醇明显下降，一般4～6周后均降至正常范围。【现代中西医结合杂志，2002，11（12）：1133-1134】

（5）蓉芪温阳颗粒：肉苁蓉、淫羊藿、炙黄芪、茯苓、川芎。临床研究结果显示：对老年亚临床甲状腺机能减退症患者，治疗后神疲懒言、体倦乏力、面色萎黄、大便秘结、舌淡胖紫黯有瘀斑或瘀点等症状体征有明显改善，TSH、TC有明显改善。【中医药临床杂志，2012，24（5）：402-404】

（6）参桂甲减丸：制附片、干姜、太子参、肉桂、巴戟天、肉苁蓉等。此方温肾健脾，脾肾双补，兼顾先后天。治疗甲状腺功能减退32例，总有效率96.9%。【陕西中医，2013，34（10）：1343-1344】

（7）扶正愈瘿合剂：黄芪、仙茅、人参、淫羊藿、柴胡、浙贝母、穿山甲、熟地黄、白芍、金银花、夏枯草。临床试验显示：桥本甲状腺炎并甲状腺功能减退患者治疗后可改善症状和体征，改善甲状腺激素、血清TG-Ab和TPO-Ab水平、甲状腺体积、峡部厚度；对于甲状腺肿大、颈前压迫感、倦怠乏力、畏寒怕冷、面色苍白或萎黄、颜面或肢体水肿、腰膝酸软也有改善。【现代中西医结合杂志，2002，11（12）：1133-1134】

（8）银菊散结口服液：金银花、夏枯草、菊花、玄参、麦冬、桔梗等。临床试验显示：

治疗后患者甲状腺大小、质地、甲状腺功能（FT3、FT4、TSH）有明显改善改变，结合动物实验评价其疗效、安全性和不良反应患者甲状腺功能减退的症状明显改善，其中倦怠乏力、畏寒怕冷、反应迟钝、嗜睡总有效率都超过95%。【中国中医基础医学杂志，2012，18（8）：881-883】

2.4 单味中药治疗

（1）淫羊藿：淫羊藿为小檗科植物淫羊藿和箭叶淫羊藿或柔毛淫羊藿等的全草。味辛、甘，性，温，具有补肾壮阳，祛风除湿的作用。淫羊藿能增强下丘脑-垂体-性腺轴及肾上腺皮质轴、胸腺轴等内分泌系统的分泌功能。

淫羊藿含有多种被认为是有效成分的黄酮类化合物，其中淫羊藿甙（Icariin）是主要成分之一。动物实验显示，淫羊藿甙对甲减"肾阳虚"小鼠既有显著的预防作用，又有很好的治疗作用，从而证实了它们补肾壮阳的药理性能。【第二军医大学学报，1998，49-51】

（2）蛇床子：性温，味苦。功能主治：温肾壮阳，燥湿，祛风，杀虫。蛇床子的香豆素成分，尤其是其中的蛇床子素（Osthol）是补肾壮阳作用的有效成分。动物实验显示，蛇床子素对甲减"肾阳虚"小鼠既有显著的预防作用，又有很好的治疗作用，从而证实了它们补肾壮阳的药理性能。【第二军医大学学报，1998，49-51】

（3）肉苁蓉：为列当科植物肉苁蓉的带鳞叶的肉质茎。味甘、咸，性温，归肾，大肠经。具有补肾助阳，润肠通便的作用。肉苁蓉水提液小鼠管委，能显著增加脾脏和胸腺重量，增强腹腔巨噬细胞吞噬能力，提高淋巴细胞转化率和迟发性超敏反应指数。肉苁蓉对阳虚和阴虚动物的肝脾核酸含量下降和升高有调整作用，提高垂体对 LRH 的反应性及卵巢对 LH 的反应性，而不影响自然生殖周期的内分泌平衡。肉苁蓉乙醇提取物在体外温育体系中能显著抑制大鼠脑、肝、心、肾、睾丸组织均浆过氧化物脂质的生成，并呈良好的良效关系。【江西农业大学学报，2011，10：28】

类似补肾温阳的药物还有山茱萸、肉桂、菟丝子、附子、枸杞子、人参、补骨脂等，它们改善甲状腺功能减退的作用都得到了临床的证实。

2.5　非药物治疗

①针灸：针灸特定穴位对甲状腺功能减退患者具有良性调整作用，针灸的疗效与患者的年龄、肥胖度、病因诱因和病程长短等密切相关。一定的艾灸技巧如隔药饼灸，可以调节甲状腺功能，促进甲状腺功能减退症患者甲状腺激素分泌，提高 TSH、T3 水平。

②穴位注射方法：选用特定穴位注射治疗甲状腺功能减退，临床试验显示：其总有效率为 100 %。

第十四章 亚急性甲状腺炎

亚急性甲状腺炎（Subacute Thyroiditis，SAT）又称 De Quervain 甲状腺炎，肉芽肿性甲状腺炎或巨细胞性甲状腺炎，其发病原因是由于病毒对甲状腺的感染所致，是一种可以自行恢复的甲状腺感染性疾病。本病发作前常有上呼吸道感染病史或腮腺炎病史，病情开始时多有咽喉痛、头痛、发热（38～39℃），畏寒、战栗、周身乏力、多汗、可伴有心悸、气短、易激动、食欲亢进、颤抖及便次增多等症状。可存在甲状腺肿大及疼痛。

1 诊断

亚急性甲状腺炎的诊断要点如下：

（1）急性起病，病发前多有上呼吸道感染史或腮腺炎病史；

（2）甲状腺肿大，可呈弥漫性肿，也可呈结节性肿，伴疼痛，触痛明显，可有放射性痛，常先累及一叶后再扩展到另一叶，甲状腺质地较硬，无震颤及血管杂音；

（3）多有咽痛、头痛、发热、畏寒、乏力、多汗或有颈部压迫感、声音嘶哑；

（4）有血清游离三碘甲状腺原氨酸，游离甲状腺素值升高，而甲状腺吸 [131]I 率降低的分离现象；

（5）血沉（ESR）明显增快，常 >50 mm/h；

（6）甲状腺核素扫描（[99]mTc 或 [123]I）：无摄取或摄取低下；

（7）甲状腺细针穿刺细胞学检查：早期表现为多核巨细胞、片状上皮样细胞、不同程度的炎性细胞，晚期往往见不到典型表现。

2 中医治疗

2.1 辨证治疗

（1）外感风热证：恶寒发热，头痛咽痛或周身肌肉酸痛，颈部瘿肿疼痛；

伴心悸多汗，心烦不眠，大便不畅；舌边尖红，苔薄黄或黄腻；脉浮数或弦滑脉。治法：清热解毒，通络止痛。方药：普济消毒饮。牛蒡子、黄芩、黄连、甘草、桔梗、板蓝根、马勃、连翘、玄参、升麻、柴胡、陈皮、僵蚕、薄荷。

（2）肝郁痰阻证：颈部瘿肿疼痛，口苦，口干欲饮；伴心悸多汗，大便干结；舌红苔黄；脉弦数。治法：理气舒郁，化痰消瘿，兼以清泄肝火。方药：柴胡疏肝散合五味消毒饮加减。柴胡、白芍、枳壳、茯苓、白术、延胡索、川芎、丹参、玄参、山慈菇、陈皮、皂角刺、蒲公英、银花、连翘、紫花地丁。

（3）阴虚内热证：发热渐轻，颈前肿块质硬疼痛；乏力，五心烦热、渴饮盗汗，潮热或低热；舌体瘦，质红，少苔或无苔；脉细数。治法：养阴清热。方药：一贯煎加减。生地黄、沙参、当归、枸杞、麦冬、川楝子。

（4）阳虚痰瘀证：颈部瘿肿，疼痛不甚或隐痛；神疲乏力，畏寒喜暖，腹胀纳呆，心悸怔忡，大便溏薄；舌体胖大，边有齿痕，苔薄白或白腻；脉沉细。治法：温阳健脾，益气活血化痰。方药：温脾汤加减。人参、桂枝、当归、茯苓、砂仁、陈皮、泽泻、炙附子、车前子、干姜、甘草。

以上为4种基本证型，临床则可按其舌脉，分别主次，随证治之。

2.2 复方治疗

龙胆解毒汤：龙胆草15 g，黄芩10 g，栀子10 g，柴胡10 g，郁金10 g，川楝子10 g，合欢花10 g，连翘10 g，金银花20 g，鱼腥草30 g，可增强免疫力，改善微循环，具有肾上腺皮质激素样作用。且避免了长期大量使用激素所出现的不良反应及并发症，促进了亚急性甲状腺炎的尽快康复。临床试验显示：40例亚急性甲状腺炎，有效率为95.00 %。【河南中医，2004，4（24）：37】

柴胡牛蒡汤：柴胡10 g、牛蒡子12 g、板蓝根15 g、蒲公英15 g、连翘12 g、黄芩10 g、金荞麦12 g、羌活6 g、天花粉15 g、玄参12 g、赤芍10 g、夏枯草12 g，临床试验显示：100例亚急性甲状腺炎患者，有效率为100 %。【北京中医药大学学报，2009，03（32）：208-211】

自拟清热活血汤：玄参、金银花各15 g，板蓝根、麦冬、生地黄、蒲公英、夏枯草、半枝莲各30 g，炙甘草15 g，桔梗、马勃各10 g，具有清热凉血、滋阴止痛、消肿散结之功。临床试验显示：83例亚急性甲状腺炎患者，

总有效率为 96.4 %。【中国中医药现代远程教育，2011，03（9）：25】

连翘败毒散：连翘 12 g，羌活 9 g，独活 6 g，荆芥 9 g，防风 9 g，柴胡 6 g，升麻 9 g，桔梗 6 g，甘草 6 g，川芎 6 g，牛蒡子 9 g，当归尾 6 g，红花 6 g，苏木 6 g，天花粉 9 g。临床试验显示：50 例亚急性甲状腺炎患者，总有效率治疗组 94 %。【实用中医药杂志，2015，01（31）：42】

自拟亚甲炎方：柴胡 15 g，黄芩 15 g，延胡索 30 g，川楝子 15 g，制乳没各 15 g，制南星 15 g，土贝母 15 g，天葵子 15 g。临床试验显示：31 例亚急性甲状腺炎患者，总有效率为 93.5 %。【湖北中医药杂志，2012，05（34）：48】

散结消瘿汤：夏枯草 15 g、海带 10 g、玄参 15 g、生牡蛎 30 g、当归 10 g、陈皮 6 g、浙贝母 12 g、板蓝根 30 g、山豆根 12 g、黄药子 12 g、牛蒡子 10 g、海藻 12 g、甘草 6 g。临床试验显示：16 例亚急性甲状腺炎患者，总有效率为 93.8 %，12 个月后随访均未见复发，甲状腺肿大均在 14 d 内消退，甲状腺疼痛及触痛明显减轻时间平均（6.6±2.5）d。【江苏中医药，2012，02，（44）：34】

清热消瘿汤：牛蒡子 10 g，薄荷 10 g，金银花 15 g，连翘 15 g，山栀子 10 g，牡丹皮 10 g，玄参 15 g，大青叶 15 g，板蓝根 15 g，桔梗 6 g，甘草 6 g 等。临床试验显示：31 例亚急性甲状腺炎患者，有效率为 96.6 %。【中医学报，2014，06（29）：807-808】

黄芩消甲汤：黄芩 15 g，牛蒡子 15 g，柴胡 12 g，蒲公英 15 g，赤芍 10 g，海藻 12 g，虎杖 15 g，郁金 20 g，胆南星 10 g，丹参 20 g，陈皮 15 g，炙甘草 15 g 等，具有清热解毒、行气化痰、活血软坚、消肿散结的作用。临床试验显示：45 例早期亚急性甲状腺炎患者，治疗后 FT3、FT4、血沉水平均有明显改善。【中医学报，2009，06（24）：48-49】

2.3　中成药

（1）小金胶囊：组方源自"小金丸"，其组成有人工麝香、木鳖子（去壳去油）、制草乌、枫香脂、乳香（制）、当归（酒炒）、没药（制）、五灵脂（醋炒）、地龙、香墨。具有活血化瘀，导滞散结，理气止痛，标本兼治的作用。临床观察显示，给予小金胶囊配合强的松治疗的观察组全部有效（100 %），不良反应率仅 6.45 % 且无复发，说明中西医结合疗法可在有效缓解亚急性甲状腺炎的临床症状的同时减少药物不良反应发生，预防疾病复发。【浙江中医杂志，2001，01：14】

（2）夏枯草口服液：夏枯草口服液以水提浸膏为原料，添加药用辅料精制行成的。国内外研究方向夏枯草提取物具有抗病毒、抗菌、抗炎、抗肿瘤、降糖、降压及活血化瘀等药理作用。研究结果发现，夏枯草口服液联合泼尼松治疗 SAT，与对照组比较，治疗组在退热时间、甲状腺疼痛及压痛消退时间、甲状腺肿大回缩时间均较短。可能与夏枯草口服具有抗炎及免疫抑制作用有关，对特异性免疫具有较强的作用，调节外周淋巴细胞功能，修改破损的滤泡细胞。且夏枯草口服液具有抗菌、抗病毒作用，进一步抑制病毒对滤泡细胞的破坏，阻止自身免疫反应，使甲状腺功能得以恢复。且联合使用夏枯草口服液组，其有效率和复发率均低于对照组。【广西中医药，2008，05（31）：15-16】

（3）肿痛安胶囊和上清片：肿痛安胶囊由中药三七、天麻、僵蚕、白附子、防风、羌活、天南星、白芷组成。上清片由中药菊花、薄荷、川芎、白芷、荆芥、防风、桔梗、连翘、栀子、黄芩、黄柏、大黄组成。中药肿痛安胶囊及上清片二者联合应用，充分发挥了清热化痰、散结消瘿、活血止痛的效果。研究结果显示，使用中药肿痛安胶囊及上清片后，可以减少激素的用量，且替代非甾体类药物，而且改善症状（疼痛、肿胀以及发热消退的时间）较快，不易复发。【内蒙古中医药，2014，34：50-51】

（4）夏枯草片：主要成分为夏枯草皂苷、齐墩果酸、熊果酸等，性寒，味苦、辛，具有清肝明目、软坚散结、消肿止痛的功效。夏枯草中含有的黄酮类（芸香苷、芦丁、金丝桃苷）及香豆素类（花内酯、七叶亭、莨菪亭）化学物质具有杀菌消炎的作用。研究结果显示观察组（夏枯草片联合糖皮质激素）患者治疗时间为（5.2±1.1）周；治疗后 ESR、T3、T4 水平均有所下降；观察组患者总有效率为 96.7%。【亚太传统医药，2015，14（11）：119-120】

（5）痰热清注射液：主要成分为黄芩、熊胆粉、山羊角、金银花及连翘。临床试验显示：18 例亚急性甲状腺炎患者，有效率达 100%。试验结果显示，在常规治疗基础上加用痰热清注射液治疗，患者疗效明显提高，血沉下降明显，治疗后随访复发率明显降低。【内蒙古中医药，2008，12：9-10】

2.4　单味中药治疗

（1）夏枯草：性味辛、苦，寒。归肝、胆经。具有清热泻火，明目，散结消肿的作用。现代研究表明夏枯草含有多种化学成分，主要含有三萜及其苷类、甾醇及其苷类、黄酮类、香豆素、苯丙素、有机酸、挥发油及糖类等成分。有研究表明在口服给予小鼠夏枯草多酚类提取物后，可使血液中的还原型谷胱甘肽明显降低，血浆中的硫代巴比妥酸反应物质和叔丁基过氧化氢诱导的脂质过氧化作用增加，从而产生抗氧化、抗自由基的作用。夏枯草水溶部分还有抗菌抗病毒的作用。【中医学报，2014，03（29）：386-388】

（2）桔梗：性味平、辛、苦，归肺经。功擅宣肺、利咽、祛痰、排脓。现代研究已知其成分有远志酸，桔梗皂甙元及葡萄糖。又含菠菜甾醇、α-菠菜甾甾-β-D-葡萄糖甙、Δ7-豆甾烯醇、白桦脂醇，并含菊糖、桔梗聚糖。研究表明桔梗多糖在体外能够清除羟基自由基和超氧阴离子自由基 fH，在细胞水平具有一定的免疫调节作用。【中国医药科学，2012，19：36-37】

（3）金银花：金银花性寒，味甘，入肺、心、胃经。具有清热解毒、抗炎、补虚疗风的功效，主治胀满下痢、温病发热，热毒痢疾和肿瘤等症。现代药理学研究表明其主要含有有机酸类（主要有绿原酸和异绿原酸）、黄酮类（木犀草素和忍冬苷）、三萜皂苷类、挥发油类等。金银花具有抗菌作用，金银花水煎剂及提取物具有抗病毒作用；金银花忍冬总皂苷等具有解热抗炎作用；还具有免疫调节作用；三萜皂苷具有保肝利胆作用；提取物还具有降血脂、抗生育、止血和抗过敏等作用。【陕西中医学院学报，2011，34（3）：77-79】

（4）连翘：连翘，味苦、性微寒，归肺、心、小肠经；功可清热解毒，消肿散结，疏散风热。主要含有木脂素类（挥发油，连翘苷）、苯乙醇苷类（连翘酯苷、连翘酚等）、黄酮类成分等。连翘酯苷具有广谱抗菌、抗病毒作用；果壳具有抗炎、解热及解毒作用；连翘煎剂具有抗肝损伤作用；苯乙醇苷类及木脂素类具有抑制磷酸二酯酶活力的作用；连翘苷还具有降血脂、抗氧化作用等。【山西中医，2009，25（4）：56-57】

（5）蒲公英：味苦、甘，性寒；归肝、胃经。功可清热解毒，消肿散结，利湿通淋。主要成分包括黄酮类、倍半萜内酯类三萜类等多种物质。药理试验证明，蒲公英水提物、水浸物及醇提物具有抗菌、抗真菌、抗病毒、抗炎、抗氧化作用；蒲公英多糖有抗肿瘤作用；保肝利胆、胃肠保护作用；降血糖、降血脂、抗血栓、抗疲劳作用；利尿、抗过敏、免疫促进等作用。【实用中医药杂志，2012，28（7）：617-620】

（6）浙贝母：味苦性寒、归肺、心经。清热化痰，散结消痈。主要含有浙贝母碱、去氢浙贝母碱、浙贝宁等成分，浙贝母醇提物具有镇咳、祛痰、松弛平滑肌作用；镇痛抗炎、抗菌、抗肿瘤作用；浙贝甲素、浙贝乙素和贝母新碱有降压、活血化瘀作用；醇提物及水煎剂还具有溶石、抗溃疡、止泻

作用。【上海医药，2007，28（10）：459-461】

（7）赤芍：赤芍，味苦、性微寒，归肝经；功可清热凉血、散瘀止痛。主要含有芍药苷、氧化芍药苷、芍药醇等化学成分。赤芍能扩张冠状动脉、增加冠脉血流量；赤芍水提液、芍药苷等对可抑制血小板聚集；赤芍芍药苷具有抗炎活性；赤芍醇提物具有抗氧化作用；芍药醇等具有镇静止痛作用等。【药物评价研究，2010，33（3）：233-236】

此外，还有许多单味中药研究表明均可治疗亚急性甲状腺炎，此处不做详细阐述。

2.5　非药物治疗

①药膏外敷：选取特定药膏如金素膏、黄连膏、消瘿止痛膏等外敷涂于患处，有清热解毒、消肿生肌止痛的功效，可以缓解各种原因所引起的甲状腺肿大和疼痛。

②散剂外敷：选取特定散剂如甲肿一号、活血散等外敷涂于患处，有清热解毒、消肿生肌止痛的功效，可以缓解各种原因所引起的甲状腺肿大和疼痛。

第十五章　甲状腺结节

甲状腺结节（Thyroid nodule）是指甲状腺细胞在局部异常生长所引起的散在病变，是临床常见的甲状腺疾病。一般临床上将甲状腺结节大致分为良性甲状腺结节和甲状腺癌。良性甲状腺结节的临床特点是颈前喉结一侧或两侧结块柔韧而圆，随吞咽动作上下移动，发展缓慢。甲状腺癌的特点是喉结两侧结块，坚硬如石，高低不平，推之不移。

1　诊断

本病的诊断参照《中华人民共和国中医药行业标准——中医病证诊断疗效标准》和《中国甲状腺疾病诊治指南》、《现代乳腺甲状腺外科学》、《中医外科学》、甲状腺结节及中医"肉瘿"诊断标准制定，诊断要点如下：

①喉结正中有单个或多个甲状腺结节。②结节性质为表面光滑，质地柔软，按之不痛，推之可移，可随吞咽上下移动，病程日久，质地较硬。③部分患者可伴有性情急躁易怒、胸闷、心悸、多汗、口苦咽干、失眠、脉细等症，或有神疲乏力、畏冷肢凉、面色萎黄、大便稀薄等表现。④甲状腺 B 超检查：显示囊肿、混合性结节或实质性结节三种基本图像。⑤实验室检查：甲状腺激素（如 T3、T4、FT3、FT4、TSH 等）水平在正常范围内。⑥必要时行甲状腺核素扫描、针刺细胞活检（FNAB）、MRI 等检查除外其他甲状腺疾病，特别是甲状腺恶性病变。

另一方面，甲状腺结节临床诊断的首要目的为确定结节是良性还是恶性，2006 年美国甲状腺协会新指南强调了病史和体征在甲状腺结节和肿瘤诊断中的作用，发现甲状腺结节后，要对甲状腺及其周围的淋巴结仔细检查和评估，并应收集完整病史。仔细体检常有助于对甲状腺结节性质的判断。触诊甲状腺肿块时，肿块光滑、有弹性、随吞咽活动多为良性肿瘤；结节质地硬、表面不光滑、形状不规则要警惕恶性可能；吞咽时结节活动差、固定，多提示为甲状腺癌并已侵润周围组织；甲状腺肿块伴有明显肿大且质地较硬的颈淋巴结更应警惕甲状腺癌。分析评估结节的危险程度，需注意的重点有：①病史，迅速长大的甲状腺结节，有头颈部放射性照射病史，年龄 <30 岁或 >60 岁，有多发性内分泌腺瘤 2 型（MEN2）和甲状腺髓样癌（MTC）家族史，有多发性错构瘤综合征及遗传性肠息肉综合征，尤为男性患者。②体检，合并淋巴结病变，侵入或压迫症状，如声带麻痹；甲状腺结节固定，肺部转移灶或甲状腺囊性病变复发。

鉴别良、恶性甲状腺结节的方法可分为侵袭性及非侵袭性两类：侵袭性评估主要是细针穿刺活组织（FNAB）检查；非侵袭性的评估有 B 超检查、甲状腺同位素扫描、颈部 CT 和甲状腺功能检查等。

（1）侵袭性检查

FNAB 被认为是目前诊断甲状腺结节性质最精确的检查，成为评估结节良、恶性的一种有效手段。但是 FNAB 也有假阴性存在，现行 B 超引导下穿刺活组织检查，多可增加诊断的准确性。但由于 FNAB 这项技术操作要求较高，其应用有待进一步推广。

（2）非侵袭性检查

1）B 超：B 超作为首选筛查方法，对评估结节的良、恶性具有一定价值。超声可以显示囊肿、混合型结节和实性结节三种基本图像，并能提供甲状腺的解剖和血流等信息，有助于鉴别甲状腺肿物的性质：对某些特征性的超声表现（如砂粒样钙化等）对恶性结节的诊断仍颇具指导意义，良性结节的钙化一般较少。甲状腺癌的超声影像特征有：①结节内微小钙化；②结节边缘不规则，边界不清楚；③结节内血供丰富，血流紊乱；④低回声结节；⑤结节长径大于宽径。上述单独 1 项特征不足以诊断恶性病变，若具备 2 项或 2 项以上特征，则恶性的可能性更大。如果结节侵犯甲状腺包膜，或颈部淋巴结肿大伴淋巴门结构消失、微小钙化或血流信号紊乱多提示结节为恶性。超声检查具有无创、实时、动态、可重复强、价格低廉等优点，具有重要的临床应用价值。近年来，甲状腺结节超声造影技术亦被用于甲状腺病变的研究，认为将超声造影技术与二维及彩色多普勒联合应用有利于提高对甲状腺结节的定性诊断率，并可定量分析各种病理类型结节的血流灌注形式。

2）甲状腺核素扫描：放射性核素可反映甲状腺及结节的位置、大小、形态和功能，依据结节对 99mTc 放射性核素扫描的成像结节可分为摄取能力增高的"热结节"和无放射性摄取的"冷结节"，从而对结节作出诊断。然而，同位素扫描缺少特异性和精确性，在甲状腺结节中 80％ ～ 90％ 是冷结节，其中多数是良性结节，包括囊肿、腺瘤、结节性甲状腺肿或甲状腺炎等，其中仅 10%～20% 是恶性结节，但甲状腺囊性变及出血、钙化亦可呈"冷结节"，难以通过此方法与甲状腺癌鉴别；而 99% 的热结节是良性结节，包括高功能腺瘤或毒性多结节性甲状腺肿等，亦有 1%～2% 可能为恶性。放射性核素扫描可记录甲状腺结节的功能状态，不能很好地鉴别结节的病变性质，同时还使患者接受了相当多的放射性物质，因此近年来国外已趋向于用细针穿刺活检（FNAB）取代核素扫描，并作为首选检查。

3）颈部 CT：囊壁环状强化、厚薄不均、壁结节强化和囊内呈岛状强化是结节颈部 CT 的特征性表现。然而由于其价格昂贵暂不作为常规检查。

4）血清学检查：血清 TSH 甲状腺结节患者的初次评估应检测血清 TSH 水平。如果血清 TSH 低于正常，可采用放射性核素行甲状腺扫描。抗甲状腺过氧化物抗体（TPO—Ab）和抗甲状腺球蛋白抗体（TGAb），对慢性淋巴细胞性甲状腺炎（桥本氏病）有诊断意义，但新指南仍不推荐在甲状腺结节的初始诊断中常规测定甲状腺球蛋白（Tg）水平。

2 中医治疗

2.1 辨证治疗

（1）气滞痰凝证：颈前发现或可触及肿块，并可随吞咽上下移动，可有颈部不适感、咽部异物感、呼吸不畅甚至呼吸困难，肿块质软不痛。胸闷心悸，性情急躁，烦躁易怒，情绪抑郁，倦怠乏力，失眠多汗等症。舌脉：舌质红，苔薄白，脉弦。治则治法：疏肝理气，化痰散结。方药：逍遥散合四海舒郁丸加减。北沙参、白芍、玄参、黄芪、海藻、昆布各 30 g，人参（另煎）5 g，柴胡、赤芍、穿山甲、半夏、浙贝、夏枯草各 10 g，当归 15 g，炙甘草 6 g。

（2）痰瘀互结证：颈前结块肿大，按之较硬，局部觉胀或有压迫感，胸闷不舒或乳房作胀，舌质紫黯或有瘀点，苔白腻，脉弦滑。治则治法：活血化瘀，软坚散结。方药：海藻玉壶汤合桃红四物汤加减。海藻 10 g，土贝母 10 g，全瓜蒌 15 g，白芥子 10 g，陈皮 10 g，青皮 6 g，桃仁 10 g，红花 10 g，穿山甲 15 g，黄药子 10 g，赤芍 15 g，党参 15 g，当归 10 g，川芎 10 g，生黄芪 15 g 等。

（3）阴虚内热证：颈前肿大，心悸，怕热，多汗，消瘦，烦躁，口干

内分泌代谢病中医诊疗手册

乏力，胸胁胀满。舌红少苔，脉细数。治则治法：养阴清热。方药：天王补心丹加减。黄芪 30 g，党参 30 g，北沙参 10 g，玄参 10 g，穿山甲 10 g，夏枯草 10 g，当归 10 g，川芎 10 g，赤芍 10 g，贝母 10 g，半夏 10 g，白芥子 10 g，泽漆 10 g，香附 10 g，白芍 10 g 等。

以上为 3 种基本证型，临床则可按其舌脉，分别主次，随证治之。

2.2　复方治疗

消瘰化核汤：夏枯草 30 g，煅牡蛎 30 g，海藻 30 g，土茯苓 20 g，三棱 15 g，海螵蛸 15 g，白芥子 12 g，半夏 12 g，莪术 12 g，陈皮 10 g，甘草 10 g，香附 10 g，白僵蚕 9 g。临床试验显示：治疗甲状腺腺瘤 120 例，总有效率为 95.0 %。【中医临床研究，2011，03（10）：20-21】

滋阴补肾兼化痰祛瘀方：生熟地各 15 g、山药 15 g、山萸肉 10g、丹皮 10 g、泽海 10 g、茯苓 10 g、枳壳 15 g、陈皮 15 g、半夏 15 g、竹茹 12 g、浙贝母 15 g、丹参 15 g、夏枯草 10 g、白芥子 10 g、生龙牡各 30 g、生甘草 9 g。临床试验显示：治疗结节性甲状腺肿 30 例，观察甲状腺功能、B 超、临床症状，研究提示试验组的总体疗效明显。【湖北中医药大学，2012】

海藻昆布方：海藻 30 g，昆布 30 g，夏枯草 30 g，浙贝母 20 g，三棱 15 g，莪术 15 g，青皮 15 g，生牡蛎 30 g。临床试验显示：治疗甲状腺结节 40 例，总有效率 95 %。【第五届全国中西医结合内分泌代谢病学术大会暨糖尿病论坛论文集.2012：562-563】

2.3　中成药

（1）小金丸：木鳖子 150 g、制草乌 150 g、麝香 30 g、枫香 150 g、地龙 150 g、五灵脂 150 g、制乳香 75 g、制没药 75 g、当归 75 g、香墨 12 g 组成，具有散结消肿、化瘀止痛的功效，长于温通、止痛。经现代工艺制作而成的中成药微丸剂型，使小金丸易于溶散和吸收并可提高生物利用度。临床药理试验证实，小金丸对导管增生和腺泡具有明显的抑制作用，可减少胶原合成和消除纤维细胞的增生、粘连。临床研究发现，小金丸有助于肿块缩小、全身症状减轻，适宜于发病时间短，结节较小，直径小于 3 cm，病理证实为良性病变的甲状腺结节患者。【临床医学，2012，32（7）：119】

（2）夏枯草膏：由夏枯草 50 g 和红糖 20 g 组成，具有清肝明目、散结消肿的功效，适用于肝郁化火、痰凝血瘀证，原治火热内蕴所致的头痛，眩晕，瘰疬，瘿瘤，乳痈肿痛。夏枯草膏的不良反应尚不明确。临床研究发现，夏枯草膏可减小甲状腺结节肿块大小。【广西医学，2005.27（8）：1255-1256】

（3）消结安胶囊：主要成分有功劳木、三叉苦、益母草、鸡血藤、土茯苓、连翘等，具有活血化瘀、软坚散结的功效。临床研究发现消结安胶囊对于甲状腺腺瘤有较好的散结功能，消结安胶囊治疗后腺瘤体积较治疗前明显缩小，而且甲状腺功能改变无显著性差异。【解放军药学学报，2010（1）：94】

（4）平消片：主要成分为郁金、马钱子、仙鹤草、五灵脂、白矾、硝石、干漆、枳壳等，具有活血化瘀、止痛散结之功效，临床主要用于抗肿瘤、镇痛、增强免疫的作用。该药长于祛邪、解毒，多用于热毒炽盛、癌毒蕴结、虚实夹杂者。【当代医学，2009，15（36）：150】

2.4　单味中药治疗

（1）夏枯草：味甘、苦，性寒，归肝、胆经。具有清肝明目，消肿散结的作用。临床可用于治疗目赤肿痛，头痛眩晕，瘰疬瘿瘤等。其药理成分主要有三萜类、黄酮类、甾体糖甙及香豆素类。研究表明，其具有抗炎、抗氧化、抗肿瘤、降糖、降压等作用。有队列研究显示，夏枯草组患者在治疗前后甲状腺腺体、甲状腺数目方面差异无显著性，而在结节直径方面具有显著性差异，提示夏枯草口服液在三个月疗程中可有效缩小甲状腺结节大小。研究表明夏枯草可防治肿瘤机制多样化，对早期炎症反应有显著的抑制作用，既可抑制非特异性免疫外，也对特异性免疫有相当强的抑制作用。临床试验显示：50例结节性甲状腺肿的患者，结节不同程度缩小。【山西医药杂志，1983，12（2）：67】

（2）五味子：味酸、甘、性温，归肺、肾、心经。具有敛肺滋肾，生津敛汗，涩精止泻，宁心安神的功效。现代药理学研究证明，五味子对中枢神经系统、心血管系统、免疫系统等均有调节作用，在抑制肿瘤、保护肝脏、抗氧化和抗衰老等方面也发挥作用。五味子成分复杂，主要分为五味子木脂素、挥发油、五味子醇及多糖等。研究发现五味子多糖在细胞水平上能够有效地抑制甲状腺癌SW579细胞株survivin基因表达及细胞增殖，具有一定的抗肿瘤作用。【延边大学医学学报，2010，33（1）：29-31】

（3）玄参：味甘、苦、咸、寒。归肺、胃、肾经。具有清热凉血，滋阴解毒，软坚散结的作用。主治热入营血症，咽喉肿痛，瘰疬痰核，劳嗽咳血，阴虚发热，消渴便秘等。现代药理研究表明，玄参具有抗炎、抗菌、解热、通便和降血压活性。研究发现，玄参醇提物对甲状腺素诱导小鼠表观指征变化的有一定的作用，玄参醇提物能够有效改善各项指标的异常变化，使体重增加，摄食量与饮水量减少，体温降低，自发活动减少，心率下降。适合阴虚内热的甲状腺结节患者。【亚太传统医药，2010；6（5）：121-125】

（4）浙贝母：浙贝母味苦，性寒，具有清热散结，化痰止咳的功能，可治疗风热、痰热咳嗽，瘰疬、瘿瘤、肺痈等。有医案报道浙贝母治疗甲状腺囊肿；其药理成分主要含贝母碱（贝母素甲），去氢贝母碱（贝母素乙），有研究表明，贝母素甲对体外培养甲状腺相关眼病患者眼眶成纤维细胞增殖有一定的抑制作用，且伴有明显的剂量依赖性。【中医杂志，2004，45（7）：492】

2.5 非药物治疗

①药物外敷：选取特定药物等外敷涂于患处，有清热解毒、消肿生肌止痛的功效，可以缓解各种原因所引起的甲状腺肿大和疼痛。临床试验显示：治疗甲状腺肿，有效率为88.9%。

②针灸：针灸特定穴位对甲状腺结节者具有良性调整作用，针灸的疗效与患者的年龄、病因诱因和病程长短等密切相关。

第十六章　慢性淋巴细胞性甲状腺炎

慢性淋巴细胞性甲状腺炎（chronic lymphocytic thyroiditis，CLT），又称自身免疫性甲状腺炎，是一种以自身甲状腺组织为抗原的慢性炎症性自身免疫性疾病。本病是儿童及青少年甲状腺肿大及获得性甲状腺功能减退症最常见的原因。慢性淋巴细胞性甲状腺炎的大多数患者预后良好，本病有自然发展为甲状腺功能减退的趋势，其演变过程很缓慢。

1　诊断

（1）桥本甲状腺炎：

①有 HT 典型临床表现（甲状腺成弥漫性、对称性肿大，质韧，或不对称，或伴有结节，发展缓慢，可有轻压痛，常有咽部不适感；伴甲亢者可见心慌、怕热、多汗等症；伴甲减者可见乏力、怕冷、皮肤干燥等症），只要血中 TPOAb 或 TGAb 阳性（超过正常值上限），即可诊断 HT。

② 表现不典型者，需要有高滴度的 TPOAb 和 / 或 TGAb 测定结果才能诊断；若患者同时有甲亢表现，则上述高滴度的抗体持续存在半年以上，方可诊断 HT。

③ 若实验室指标 TPOAb 或 TGAb 超过正常范围，甲状腺 B 超显示有弥漫性损害或弥漫性甲状腺肿，也可诊断 HT。

④ 甲状腺细针穿刺细胞学检查（FNAB）：FNAB 对 HT 的诊断标准为：滤泡上皮细胞多形性；腺上皮细胞间有丰富的淋巴细胞和浆细胞浸润；可有嗜酸性滤泡细胞。对怀疑患有 HT 者，TPOAb 或 TGAb 滴度不高或阴性，甲状腺超声未见异常，必要时可行甲状腺穿刺活检，即可确诊。

（2）桥本甲状腺炎并甲状腺功能减退（即《指南》中"经典的桥本病"）：

① 符合 HT 的诊断标准。

② 有甲状腺功能减退症的临床症状和体征：反应迟钝，颜面和 / 或眼睑浮肿，皮肤干燥、粗糙、浮肿，毛发稀疏干燥，畏寒，乏力，嗜睡，记忆力

减退，少汗，体重增加，女子或伴月经失调等。

③ 符合甲状腺功能减退的实验室检查：血清 TSH 增高，FT3 或 FT4 降低，诊断为临床甲状腺功能减退症；若仅有血清 TSH 增高，FT3 和 FT4 正常，诊断为亚临床甲减。

2 中医治疗

2.1 辨证治疗

（1）肝气郁滞证：吞咽异物感或颈部不适或颈部肿大质韧，无痛；情绪抑郁，善太息，胸闷，女子月经不调；烦躁易怒，目赤，口苦，尿黄；心慌，便次多；舌淡红苔白，脉弦。治法：疏肝解郁，散结消肿。方药：柴胡疏肝散加减。陈皮、柴胡、川芎、香附、枳壳、芍药、甘草。

（2）痰瘀互结证：颈部肿大，质韧或硬，时刺痛；面色萎黄，咯痰不爽或体型肥胖；舌质紫黯，苔腻，脉滑或涩。治法：活血化瘀，化痰消瘿，兼以疏肝理气。方药：桃红四物汤和二陈汤加减。桃仁、红花、川芎、当归、地黄、芍药、半夏、陈皮、茯苓、甘草、乌梅、生姜。

（3）气阴两虚证：神疲懒言，倦怠乏力，口渴；纳少，偶有腹胀；舌红，脉沉细。治法：益气养阴，散结消瘿。方药：生脉散合二至丸加减。人参、麦冬、五味子、女贞子、墨旱莲。

（4）脾肾阳虚证：怕冷，腰膝酸软，便溏，小便清长；面目浮肿，皮肤厚糙，偶有乏力，腹胀，月经不调或阳痿，尿频，便干或便溏；舌淡边有齿痕，脉沉细。治法：温补脾肾，化痰软坚散结。方药：阳和汤加减。熟地黄、肉桂、白芥子、姜炭、生甘草、麻黄、鹿角胶。

以上为 4 种基本证型，临床则多见两证或数证夹杂，如气阴两虚夹瘀证、痰瘀互结证等，可按其舌脉，分别主次，随证治之。

2.2 复方治疗

加味补中益气汤：人参 25 g，黄芪 30 g，焦白术 15 g，当归 10 g，升麻 10 g，柴胡 10 g，夏枯草 10 g，半夏 6 g，海藻 5 g，白芍 10 g，干姜 10 g，枸杞子 20 g，贝母 6 g，炙甘草 5 g。临床试验显示：60 例治疗 5 各月，总有效率为 93 %。【实用中医内科杂志，2007，02（21）：66-67】

消瘿扶正方：黄芪 15 g，党参 15 g，石斛 15 g，蒲公英 15 g，白花蛇舌草15 g，土茯苓15 g，象贝母15 g，赤芍15 g，香附9 g，夏枯草15 g，王不留行15 g，积雪草15 g，玄参9 g。临床试验显示：治疗60例，有效率为85 %，中医症候甲状腺肿大、颈部不适、易怒、怕冷、浮肿等多有改善。【内蒙古中医药，2014，04：39-40】

自拟温补脾肾方：仙灵脾、益智仁、茯苓、海藻、昆布、夏枯草各10 g，熟地、山萸肉、白术各15 g，半夏、浙贝各9 g，甘草3 g。临床试验显示：31例，总有效率87.1 %。1年后总有效率90.3 %。【陕西中医，2009，01（30），31-32】

柴胡疏肝散：黄芩10 g、牡丹皮10 g、柴胡10 g、白芍20 g、枳壳10 g、当归10 g、白术10 g、茯苓10 g、浙贝母10 g、三棱6 g、桃仁6 g、甘草6 g等。临床试验显示：50例患者，甲状腺球蛋白抗体（TGAb）、甲状腺过氧化物酶抗体（TPOAb）有所改善，总有效率为93.2 %。【中国现代药物应用，2013，17（7）：143-144】

自拟疏肝散解方：柴胡24 g、香附12 g、夏枯草15 g、浙贝10 g、白芍10 g、甘草6 g。临床试验显示：辨证治疗84例患者后有效率95.2 %。【贵阳中医学院学报，2011，06（33）：53-55】

自拟理气活血方：夏枯草30 g，柴胡15 g，半夏10 g，紫苏10 g，茯苓12 g，陈皮12 g，当归15 g，川芎9 g，丹参15 g，甘草6 g。临床试验显示：60例患者，总有效率分别为83.5 %，血清甲状腺水平得到明显改善，TSH水平有明显下降，T3、T4、FT3、FT4水平显著升高，显著降低血清TNF-α水平。【辽宁中医杂志，2011，04（38）：678-680】

自拟益气养阴活血方：黄芪12 g、何首乌9 g、桑胡9 g、桑椹子15 g、夏枯草15 g、紫河车15 g、川芎9 g、丹参9 g、甘草5 g等。临床试验显示：30例确诊患者总有效率93.33 %，实验室指标均有改善。【中国中医药科技，2011，05（18）：427-428】

自拟温肾运脾汤：制附片6 g，干姜10 g，党参20 g，白术15 g，茯苓20 g，郁金10 g，木香10 g，厚朴10 g，木瓜15 g，淫羊藿20 g，大枣10 g，炙甘草10 g。临床试验显示：32例桥本氏甲状腺炎患者总有效率为76.4 %，TgAb、TPOAb显著下降，TSH较前明显升高、FT3、FT4较前明显降低，TgAb、TPOAb较前明显下降。【成都中医药大学学报，2014，02（37）：96-98】

自拟温阳化痰方：炙麻黄10 g，鹿角片10 g，熟地黄20 g，干姜10 g，白芥子10 g，肉桂5 g，甘草10 g，仙茅10 g，仙灵脾10 g，海藻15 g，夏枯草 15 g。临床试验显示：治疗 60 例确诊为慢性淋巴细胞性甲状腺炎患者，总有效率为 90.17 %。动物研究显示：该方能明显降低自身免疫性甲状腺炎实验小鼠血清中 TGA、TMA 抗体的含量，说明具有抑制体液免疫系统产生自身抗体的作用。【云南中医中药杂志，2010，01（31）：18-19】

2.3　中成药

（1）通心络胶囊。含有人参、全蝎、水蛭、蜈蚣、土鳖虫、蝉蜕、冰片、赤芍。研究表明通心络胶囊配合小剂量优甲乐片治疗桥本氏甲状腺炎，能够升高 FT3、FT4，降低 TSH；并且能降低血清中 TGAb、TMAb 滴度。另外，它可减轻垂体促甲状腺激素（TSH）对甲状腺的刺激所导致的增生肥大。通心络胶囊配合小剂量优甲乐片不仅能缩小甲状腺肿大，还可使甲状腺质地变软。【湖北中医杂志，2009，11（31）：13-14】

（2）补元胶囊。由黄芪、党参、山药、熟地黄、当归、杜仲、山茱萸、枸杞子、炙甘草等药物组成，功用为大补元气阴血。现代药理研究，以上诸药均有不同程度的免疫调节作用；研究显示桥本甲状腺炎脾肾两虚证患者经补元胶囊治疗后症状、体征明显改善，甲状腺激素水平有显著提高，抗体水平明显下降，各项指标与对照组比较有统计学差异。【中医杂志，2010，8（51）：701-703】

（3）金水宝胶囊。其化学成分含虫草素、蛋白质、脂肪、粗纤维、无机元素、虫草酸和维生素 B_{12} 等，现代研究证明该药能改善细胞内、外氨基酸的代谢，可改善细胞内线粒体呼吸功能，使其能量产生增加，增强巨噬细胞吞噬能力，提高机体的白蛋白，加速病损细胞的修复，具有调整免疫功能及内分泌激素，清除氧自由基，提高超氧化物歧化酶及降低过氧化物酶作用。临床观察显示，单用金水宝胶囊可明显降低 HT 患者的 anti-TPOAb 及 anti-TGAb 滴度。【广州中医药大学学报，2014，03（31）：357-360】

（4）火把花根片。火把花根是卫茅科雷公藤属植物昆明山海棠，以去皮之根心入药。具有抗炎、镇痛、抑制病理性免疫反应，可抑制Ⅲ、Ⅳ型变态反应，降低毛细血管通透性，减轻组织水肿，是治疗自身免疫性疾病的高效低毒药物。火把花根在治疗桥本氏甲状腺炎中能达到糖皮质激素样的作用研究显示，研究显示：火把花根片组及泼尼松组治疗后 TG-Ab、TPO-Ab 两项指标与治疗前比较有明显改善。【山西中医学院学报，2002，3（4）：34-35】

（5）甲瘤胶囊合川黄液。由穿山甲、皂角刺、制天南星、三棱、莪术、大戟、丹参、川芎、当归、何首乌等组成，以疏肝行窍，化痰散结。本方有提高免疫力的作用，促进组织修复和再生，以及抗炎的功能。研究表明本方合用西医常规治疗可共同达到软化缩小肿大的甲状腺及其结节，减轻甲状腺的自身免疫反应，使甲状腺细胞功能得以恢复，且中西医结合治疗可减少肾七腺糖皮质激素的临床用量，进而可减少激素的副反应。【中国中西医结合杂志，2002，7（22）：552】

（6）夏枯草胶囊。主要成分是夏枯草和红糖。研究显示，夏枯草胶囊可明显降低无症状的单纯甲状腺自身抗体异常的 HT 患者 TPOAb 及 TgAb 滴度，其机制可能是其发挥免疫调节作用，抑制淋巴细胞浸润及淋巴滤泡增殖，减少了甲状腺滤泡细胞的破坏及甲状腺自身抗体的生成，加之其有消炎散结作用，使肿大的甲状腺腺体缩小，临床症状缓解或消失，防止甲状腺功能异常的发生。【河北中医，2014，11（36）：1693-1694】

2.4 单味中药治疗

（1）黄芪：现代研究认为黄芪是一种免疫调节剂，口服黄芪煎剂后，血中的 IgM、IgE、cAMP 增加显著，唾液显著下降。黄芪及黄芪多糖能使动物脾内浆细胞增生，促进抗体合成，对体液免疫有促进作用。黄芪对免疫功能不仅有增强作用，还有双向调节作用，这与其补气、扶正作用密切相关。它能提高正常机体和肿瘤患者的淋巴细胞免疫功能，纠正应激时细胞免疫的紊乱。黄芪多糖能明显促进细胞的增殖分化，改善免疫功能低下与正常的血清抗体水平。【天津中医学院学报，2002，21（3）：62-63】

（2）仙茅：仙茅的现代药理研究表明，其药理作用广泛，具有延缓生殖系统老化、抗衰老、抗骨质疏松、抗高温、耐缺氧等适应原样作用，并有镇静、抗惊厥、抗炎、雄性激素样、增强免疫功能等作用。仙茅对内分泌的影响十分显著，动物实验显示，对甲状腺功能减退大鼠进行灌胃，使肝组织氧耗量恢复正常，能提高交感——肾上腺髓质功能，加强儿茶酚胺对能量代谢的促进作用，提高基础代谢率。仙茅醇浸剂有雄性激素样作用，并能增强免疫功能。【中国中药杂志，1989，14（10）：42】

（3）人参：人参对内分泌系统的影响十分显著，人参对下丘脑 - 垂体 - 肾上腺皮质轴表现出兴奋作用，使其功能增强。人参皂苷 Rb1、Rb2 等能使正常和切除一侧肾上腺大鼠的肾上腺重量增加，肾上腺内维生素 C 含量显著降低，血中嗜酸性粒细胞增多，尿中 17- 羟类固醇排泄量增加，说明人参能促进肾上腺皮质激素合成与分泌。该作用主要是通过促进垂体前叶分泌而实现的。人参对体液免疫和细胞免疫也有促进作用。人参还能对抗免疫抑制剂引起的免疫功能低下。人参皂苷和人参多糖是人参提高免疫功能的有效成分。人参还具有保肝、抗溃疡和抗炎作用。【郑州河南科学技术出版社，1989，第1版：1262-1263】

（4）柴胡：现代药理研究证明柴胡所含粗皂苷及某些皂苷元有明显的镇静、安定、镇痛作用。柴胡制剂对化学性、细菌性等所致的实验性肝损害有明显的抗损害作用，减轻肝细胞变性及坏死，使肝细胞内的肝糖原及核糖核酸含量大部分恢复或接近正常，血清转氨酶活力显著下降。柴胡具有镇静、安定、镇痛、解热、镇咳等广泛的中枢抑制作用。柴胡及其有效成分柴胡皂苷有抗炎作用，柴胡皂苷又有降低血浆胆固醇作用，柴胡有较好的抗脂肪肝、抗肝损伤、利胆、降转氨酶作用，柴胡煎剂对结核杆菌有抑制作用柴胡挥发油还有抗感冒病毒作用，还有增强机体免疫的作用。【郑州河南科学技术出版社，1989，第1版：254-256】

2.5 非药物治疗

①药物外敷法：将特定药物如青黛等于加热的凡士林均匀搅拌，外敷至患处，可一定程度缓解病情。临床试验显示：总有效率为84.85%（28/33），治疗后血清TGAb、TPOAb水平较治疗前下降。

②针灸围刺法：针刺特定穴位对患者具有良性调整作用，针灸的疗效与患者的年龄、肥胖度、病因诱因和病程长短等密切相关。临床试验显示：围刺法结合甲状腺素替代疗法治疗，能明显改善桥本氏甲状腺结节患者的临床症状、体征，改善患者的甲状腺激素水平及自身抗体水平。

第十七章　溢乳闭经综合征

溢乳闭经综合征又名泌乳－闭经综合征，指的是非妊娠期或停止哺乳1年后的女性出现闭经和（或）双侧或单侧溢乳为主要临床特征的一种疾病，其中闭经、溢乳现象可单独出现，也可同时存在，同时伴有头痛、视力下降、复视、偏盲、肥胖、胰岛素抵抗、多毛、骨质疏松、不孕等其他内分泌失调症状。

1　诊断

溢乳闭经综合征患者的诊断条件：

（1）患者为非妊娠期女性或停止哺乳1年后的哺乳期女性，年龄大多在20～50岁。

（2）患者月经异常，可出现闭经、月经周期延长、经量稀少或过多，月经长期未至，经期缩短等情况；患者若有闭经，闭经的周期可由数月至数年不等，大部分为继发性闭经，少部分为原发性闭经及青春发育延迟；

（3）患者可出现双侧或单侧溢乳现象，乳房可能出现乳液增生、巨乳、乳腺萎缩等现象。患者可自发溢乳，有的也需在医师帮助下挤压后方出现小滴乳液。乳液可为浆液性、脂性、乳汁性，溢乳期限可由数月至数年不等。

（4）患者闭经、溢乳现象可单独出现，也可同时存在，并可合并高泌乳素血症。一般闭经在溢乳之前，两者有时并不是同时合并出现。

（5）患者还可出现阴毛脱落、外阴萎缩、阴道分泌物减少、不孕等症状，同时兼有肥胖、多毛、痤疮、头痛、视力下降、复视、偏盲、胰岛素抵抗、骨质疏松等症状。长期闭经者可能会出现雌激素缺乏症状：如出汗、心悸、面颊潮红等更年期症状，由于阴道分泌物减少而导致阴道干涩、性欲减退、性交疼痛等症状。

（6）病理检查

①在垂体检查中，患者可出现垂体病变，如垂体微腺瘤，垂体巨腺瘤，

生长激素瘤，GH/PRL 瘤，混合瘤，嫌色细胞瘤等多种下丘脑 - 垂体腺瘤或垂体柄受压，同时患者可出现催乳素（PRL）升高（一般情况下，PRL 高于 20ug/L，肿瘤越大，血 PRL 数值越高）；注意在检查中应明确其存在位置、大小、有无出血等情况；在影像学方面检查中，若出现其他肿瘤（如支气管癌、肾上腺癌、胚胎癌等）同时有溢乳、闭经症状，亦可以诊断。

②在血液检查中，患者多伴有高泌乳素血症，但溢乳闭经综合征患者并非都有高泌乳素血症，同时高泌乳素血症患者不一定都有溢乳、闭经现象。

③在甲状腺检查中，患者可能出现甲状腺数值异常，大多表现为促甲状腺激素（TSH）升高，三碘甲状腺原氨酸（T3）、甲状腺素（T4）降低；同时配合甲状腺超声等其他检查，以明确有无甲状腺功能低下症、甲状腺功能亢进症等甲状腺疾病；若同时出现溢乳、闭经症状，亦可以诊断。

④在卵巢检查中，患者可出现生殖器萎缩，且一般无排卵，雌激素水平（血 E2）低于正常值；对于未闭经患者，孕酮（P）降低；多毛患者，睾酮可能升高；促卵泡刺激素（FSH）、促黄体生成素（LH）数值常降低，但 LH/ FSH 数值可升高；若促卵泡刺激素（FSH）≥ 40U/L，则提示卵巢功能衰竭。

2 中医治疗

2.1 辨证治疗

（1）肝失条达

①肝气郁结（肝郁气滞）症：溢乳，乳汁自溢或压迫而出，乳房胀痛不适，月经量少，或经期过短，月经后期，久而不行，不孕，情绪低落，时叹息、抑郁，两胁胀痛或右胁疼痛，下腹胀痛，眠欠安，舌质红，苔薄白，脉细弦。治疗：疏肝解郁。方剂：柴胡疏肝散加减。柴胡，炒白芍，青皮，陈皮，川牛膝，香附，炙甘草，熟地，茯苓，炒麦芽，当归。

②肝郁化火：溢乳，乳汁浓稠而色黄白，乳房或乳头可有刺痛，月经闭经，或数月不行，头昏头痛，面红目赤，心烦易怒，眠欠安，大便质干，小便黄，舌红苔黄，脉弦数。治疗：清热调经，疏肝解郁；方剂：丹栀逍遥散加减。柴胡，白芍，赤芍，白术，当归，茯苓，川牛膝，生麦芽，生甘草，红花，炒芡实，丹皮。

③气滞血瘀：溢乳，乳汁量少，时溢时止，两胁、乳房胀痛，月经量

少，或有瘀块，痛经，经色紫黯，胸胁胀闷，走窜疼痛，急躁易怒，胁下痞块，刺痛拒按，舌质紫黯或有瘀斑，苔薄，脉细涩。治疗：活血化瘀。方剂：血府逐瘀汤加减。桃仁、红花、川芎、牛膝、当归、赤芍、生地黄、桔梗、枳壳、柴胡、甘草。

（2）肾精不足

①肾精亏虚：溢乳，乳汁外溢，或挤之有乳，色黄质清稀，闭经，时间较长，月经迟迟来潮，婚久不孕，腰膝酸软，脱发齿松，头晕、耳鸣、目眩、健忘，面色晦黯，舌瘦，脉细无力。治疗：补益肾精；方剂：归肾丸加减；药物：熟地、山药、山萸肉、菟丝子、杜仲、枸杞子、当归、茯苓、柴胡、芥穗、白芍、炒麦芽。

②肝肾阴虚：溢乳，乳汁外溢，或挤之有乳，色黄质清稀，闭经，时间较长，月经迟迟来潮，婚久不孕，腰膝酸软，口干咽燥，五心烦热，午后低热，潮热盗汗，失眠多梦，舌红少津少苔，脉细数。治疗：滋阴补肾；方剂：知柏地黄丸加。生地黄，熟地黄，知母，黄柏，龟板，菟丝子，枸杞子，生麦芽，川牛膝，当归，白芍，山萸英，炙甘草。

③脾肾阳虚：溢乳，乳汁外溢，或挤之有乳，色黄质清稀，闭经，时间较长，月经迟迟来潮，婚久不孕，腰膝酸软，形体虚胖，形寒肢冷，腰膝冷痛，嗜睡多梦，小便清长，舌红苔白，脉细无力等表现。治疗：温补脾肾；方剂：肾气丸加减；药物：干地黄，薯蓣，山萸英，茯苓，泽泻，丹皮，桂枝，附子，白术，炒麦芽。

（3）脾气不足

①脾气虚弱：溢乳，乳汁外溢，或挤之有乳，色淡质清稀，乳房质软，闭经，月经后期，或月经量少色淡，乏力倦怠，头晕，心慌，少气懒言，纳少或呆，大便不成形或便溏，舌淡苔薄或有齿痕，脉细弱。治疗：健脾益气；方剂：归脾汤加减。党参，白术，黄芪，山药，山萸英，茯苓，当归，酸枣仁，续断，菟丝子，甘草，木香。

②痰湿阻滞：溢乳，乳汁时而溢出，色淡质清量多，月经停闭，呕恶痰多，白带多，色多白，形体肥胖，乏力倦怠，少气懒言，纳呆，便溏，舌白苔腻或有齿痕，脉滑。治疗：健脾燥湿；方剂：苍附导痰汤加减。苍术，香附，半夏，陈皮，茯苓，制天南星，枳壳，神曲，菖蒲，麦芽，生姜，炙甘草。

以上为临床常见基本证型，临床则可按其舌脉，分别主次，随证治之。

2.2 复方治疗

自拟方健脾益气：人参、葛根、白术、茯苓、山药、黄芪、苍术、玄参、天花粉。26 例 IGT 观察 3 周，OGTT 试验前后对照表明，24 例血糖恢复正常。【衡阳医学院学报，2000，28（5）：493】

加味逍遥散：由柴胡、香附、当归、丹参、白芍、白术、茯苓、炙甘草组成。中药药理学实验表明，逍遥散具有对改善肝郁大鼠模型微循环、调节植物神经功能及治疗高泌乳素血症的作用。100 例肝郁患者，肝郁的症状和体征明显减轻或消失，血清 PRL 水平也随之下降。【湖北中医杂志，2003，5（3）：8-9】

疏肝和胃汤：由炒麦芽 90 g，白芍、茯苓、莲须各 30 g，当归、柴胡各 20 g，石菖蒲、丹皮、山栀子各 10 g 组成。肝胃不和 48 例，并取得了 100 % 的有效率（显效：溢乳减少，经量增多者 39 例；有效：症状减轻者 9 例）。【陕西中医，2005，26（4）：325-326】

自拟通绎退乳汤：柴胡 10 g、丹参 30 g、当归 12 g，白芍 10 g，云苓 15 g、川牛膝 15 g、生麦芽 30 g、泽兰 18 g、石菖蒲 20 g、淫羊藿 15 g、陈皮 12 g、紫石英 30 g。32 例肝郁，其中 26 例显效占 81.25 %；4 例有效占 12.5 %。【中原医刊，1994，24（8）：40-41】

自拟调经抑乳汤：柴胡 10 g，白芍 15 g，当归 10 g，白术 15 g，云苓 10 g，麦芽 30 g，泽兰 15 g，丹皮 10 g，栀子 6 g，当归 10 g，川芎 10 g，牛膝 15 g。肝郁 30 例，总有效率 96.7 %，治愈 15 例；显效 11 例；有效 3 例，无效 1 例。【中原医刊，1994，24（8）：40-41】

自拟清肝通络汤：郁金 9 g，柴胡 9 g，丹参 9 g，积壳 9 g，香附 9 g，当归 9 g，泽兰 9 g，川牛膝 9 g，鹿角霜 12 g，全瓜蒌 1 个，路路通 6 g，甘草 3 g。肝气郁结 20 例，痊愈 14 例，好转 5 例，未愈 1 例，总有效率为 95 %。【安徽中医临床杂志，1997，9（1）：26-27】

加味免怀散：归尾 20 g，赤芍 12 g，白芍 12 g，红花 6 g，川牛膝 15 g，柴胡 5 g，生甘草 6 g，夏枯草 12 g，白术 12 g，茯苓 15 g，麦芽 100 g，炒芡实 20 g，丹皮 6 g。肝郁化火型病例 45 例，对比 32 组只服用溴隐亭的患者，其排卵率和受孕率均高于对比组。【浙江中医学院学报，2004，28（1）：35-36】

归肾定经汤：熟地 24 g，山药 15 g，山萸肉 15 g，菟丝子 15 g，杜仲 15 g，枸杞子 15 g，当归 12 g，茯苓 12 g，柴胡 12 g，荆芥穗 12 g，白芍 12 g。34 例溢乳闭经患者，其中 PRL 降至正常者 30 例，（88.26 %）；月经稀发并闭经的 31 例中, 月经恢复 26 例 (84 %)。【实用中医药杂志 1995, 4 (1): 13-14】

补肾调肝敛乳方: 菟丝子 20 g, 仙茅 10 g, 五味子 10 g, 淫羊藿 10 g, 白芍 10 g, 枳壳 10 g, 佛手 10 g, 麦芽 50 g, 山楂肉 30 g, 五倍子 9 g。溢乳闭经病例 38 例, 总有效率为 86.8 %。【中国中西医结合杂志, 1998, 18 (3): 142-143】

康乳散: 北黄芪 25 g, 白芍 25 g, 山楂 25 g, 麦芽 50 g, 关沙苑 20 g, 枸杞子 15 g, 柴胡 10 g, 甘草 6 g。治疗溢乳闭经 40 例, 总有效率为 85 %。【陕西中医, 2001, 22 (11): 645-646】

自拟当归芍麦汤: 当归 12 g, 白芍 30 g, 生麦芽 30 g, 白术 15 g, 茯苓 15 g, 柴胡 10 g, 泽泻 10 g, 女贞子 15 g, 郁金 12 g, 甘草 6 g, 川芎 10 g。联合溴隐亭治疗溢乳闭经 30 例, 总有效率为 80 %, 不良反应明显少于对照组。【江西中医药, 2002, 33 (3): 20-21】

养精种玉汤: 当归 15 g (酒洗), 白芍 15 g (酒炒), 山茱萸 15 g (蒸熟), 熟地 30 g, 菟丝子 10 g, 郁金 10 g, 炒麦芽 10 ～ 60 g, 牡蛎 10 g, 山楂 10 g, 牛膝 10 g。溢乳闭经综合征患者 12 例子, 总有效率为 91.7 %。【湖南中医学院学报, 1999, 19 (2): 199-200】

自拟化痰泄浊方: 茯苓 (带皮) 12 g, 猪苓 12 g, 泽泻 12 g, 车前子 12 g, 大腹皮 12 g, 瞿麦 15 g, 枳实 9 g, 生大黄 9 g, 番泻叶 6 g, 远志 6 g, 青皮 4.5 g, 生麦芽 60 g。闭经溢乳综合征 40 例, 总有效率为 95.0 %。【中医药学报, 2003, 31 (5): 53-54】

加味当归芍药散: 当归 12 g, 白芍 30 ～ 60 g, 白术 15 g, 茯苓 15 g, 柴胡 10 g, 川芎 10 g, 泽泻 10 g, 女贞子 15 g, 首乌 15 g, 鹿角胶 10 g, 枸杞子 15 g。用加味当归芍药散联合溴隐亭治疗溢乳闭经, 总有效率 95 %。【陕西中医, 2009, 7: 785-786】

2.3 中成药

（1）丹栀逍遥丸: 由丹皮, 栀子, 白术, 柴胡, 当归, 茯苓, 甘草, 芍药等药物组成, 具有舒肝解郁, 清热调经的功效。临床实验发现经丹栀逍遥散治疗后, 多数肝郁患者血中催乳素恢复到正常范围; 其能对抗造模动物免疫功能紊乱、免疫力低下的状态, 既与方中诸药所含成分特异性提高免疫力有关, 更与诸药配伍, 从中枢、神经内分泌、免疫等多途径整体调节, 改善机体免疫有关。【实用中医药杂志, 2014, 30 (11): 1021-1022】

（2）芍药甘草颗粒：由芍药、甘草组成，具有调和肝脾，缓急止痛的作用。芍药甘草颗粒可有效地降低血中睾酮浓度，改善排卵状态，最终怀孕。芍药甘草颗粒可直接抑制卵巢和肾上腺分泌睾酮，而且均不影响脑垂体释放黄体生成素和卵泡刺激素。现代药理认为，其降低血清睾酮的浓度可能在于作用于甾醇转化酶（17-β-羟类固醇脱氢酶），抑制甾二酮转化为睾酮，从而促使妊娠。【中国中西医结合杂志，2003，23（8）：602-603】

（3）仙甲冲剂：由柴胡、白芍、当归、丹皮、麦芽、茯苓、夏枯草、牛膝、仙灵脾、穿山甲等15味中药制成，具有疏肝解郁，滋补肝肾的作用。实验证明，仙甲冲剂是一作用良好、效应持久的降PRL的药物，为临床治疗高PRL血症提供了依据。【中医杂志，1997，38（10）：613-614】

2.4 单味中药治疗

麦芽：性平味甘，功能消食和胃，行气消肿，退乳回奶。用于食积不消，脘腹胀痛，脾虚食少，乳汁郁积，乳房胀痛，妇女断乳，肝郁胁痛，肝胃气痛等，现多用炒麦芽、生麦芽退乳回奶。现代医学研究证实：乳汁的分泌多少与体内催乳素（PRL）的高低有关，现代药理研究表明，麦芽中含有麦角胺类化合物，能够抑制PRL分泌与释放。临床应用炒麦芽降低血清PRL的部分机制可能为：神经生长因子（NGF）对PRL分泌具有调控作用，低剂量NGF可促进PRL的分泌，高剂量NGF可以抑制PRL的分泌。PRL主要受下丘脑分泌的催乳素释放抑制因子（PIF）和催乳素释放因子（PRF）的调节。而多巴胺可直接抑制（PRL）的分泌。Vita B_6 是吡哆醛-5′-磷酸盐的前体，氨基酸的氨基转移和作用的辅酶，能促进多巴向多巴胺转化，加强多巴胺的作用。现代药理研究表明，生麦芽中含有淀粉酶、麦芽糖、糊精、蛋白质、脂脂油、B族维生素等，生用麦芽亦有退乳效果。

此外，浮小麦、益母草等中药均被研究证实有改善溢乳闭经的作用。

2.5 非药物治疗

①外治：可采用阴道纳药法；贴脐法；涂搓法；淋洗法；热敷法等多种方法改善溢乳闭经情况。

②饮食：可采用如浮小麦代茶饮、莱菔子粥、桃仁墨鱼、鳖甲滋肾汤等多种食物帮助改善溢乳闭经情况。

第十八章　女性更年期综合征

女性更年期综合征指妇女绝经前后因卵巢功能衰退，出现性激素波动或减少所致的以植物神经系统功能紊乱为主，伴有神经心理症状的一组症候群，也称为更年期综合征，是一种常见病、多发病，75%～80%的围绝经期妇女出现临床症状。

1　诊断

更年期综合征的诊断标准，参照《临床诊疗指南妇产科分册》。具体内容如下：

（1）在40岁以上妇女，月经紊乱或绝经同时出现以下三组症状：

①典型的血管舒缩功能不稳定症状，如潮热、汗出、胸闷、心悸等；

②精神神经症状，如抑郁、焦虑、烦躁、易激动等；

③泌尿生殖道萎缩症状，如阴道干烧灼感、性交痛、尿频尿急、反复泌尿道感染等。

（2）血FSH升高或正常，E2水平可升高、降低或正常。

2　中医治疗

2.1　辨证治疗

（1）肝肾阴虚证：烘热汗出，失眠，腰膝酸软，烦躁易怒，头晕耳鸣，胁痛，健忘，皮肤瘙痒，阴道干涩，舌红少苔，脉细数。治法：补益肝肾。方药：更年汤加减。女贞子、墨旱莲、熟地、柴胡、郁金、茯苓、白芍、山茱萸、山药、浮小麦、牡丹皮、莲子芯。

（2）脾胃虚弱证：潮热，失眠，焦虑，肥胖，便溏，乏力，懒言，舌质淡，苔薄白等。治法：健脾益气。方药：健脾汤加减。黄芪、党参、白术、白芍、山药、大枣、浮小麦、茯苓、砂仁、甘草。

（3）阴虚火旺证：烦躁易怒，心悸失眠，潮热出汗，头部、面部、颈部等出现阵发性烘热，舌红少苔，脉细数。治法：滋阴清热。方药：知柏地黄丸加减。泽泻、丹皮、茯苓、山萸肉、山药、熟地、黄柏、知母。

（4）肝气郁结证：月经紊乱，先后不定期，量或多或少，或已绝经，胸胀满，乳房胀痛，情绪不稳，急躁易怒，精神抑郁，善太息，舌红，苔白，脉弦。治法：疏肝理气，滋水涵木。方药：逍遥汤加减。柴胡、黄芩、白芍、当归、郁金、丹皮、生地、生牡蛎、生龙骨。

（5）心肾不交证：虚烦不眠，心悸健忘，头晕耳鸣，腰膝酸软，舌尖红而少苔，脉细数。治法：滋阴降火，交通心肾。方药：交泰丸加减。黄连、肉桂、生地黄、麦冬、当归、白芍、沙参、茯神、远志、夜交藤、五味子。

（6）心脾两虚证：潮热出汗，头晕心悸，失眠多梦，月经紊乱，大多先期量多，色红无块，耳鸣腰酸，胸闷烦躁，舌稍红、苔薄，脉细缓数。治法：滋阴健脾，养心安神。方药：归脾汤加减。党参、茯苓、白术、山萸肉、甘草、远志、黄芪、枣仁、当归、大枣、生地黄、熟地黄、丹皮、合欢皮、生牡蛎、龟板、五味子。

（7）脾肾阳虚证：潮热汗出精神萎靡，面色晦黯，腰酸如折，大便溏薄，面浮肢肿，腹胀尿频，白带清稀量多，月经后期，量多色淡红无血块，舌淡红、苔薄，脉细无力。治法：温肾助阳，健脾利水。方药：二仙汤合右归丸加减。仙茅、仙灵脾、熟地、杞子、山萸肉、甘草、鹿角胶、菟丝子、杜仲、当归、肉桂、附子、覆盆子、补骨脂、党参。

（8）阴血亏耗证：神志烦乱，善悲欲哭，呵欠频作，舌质嫩红，脉象细弱。治法：甘润滋补，调养心脾。方药：甘麦大枣汤加味。甘草、浮小麦、大枣、茯神、枣仁、竹茹、陈皮、生地、麦冬、白芍、黑芝麻。

（9）肾虚肝郁证：绝经前后月经紊乱，或先或后，或淋漓不净，烘热出汗，抑郁多虑，善于猜疑，经前有时乳胀，腰酸头胀。苔薄，舌红，脉细弦。治法：益肾疏肝。方药一贯煎加减：生地、沙参、麦冬、当归、枸杞子、川楝子、广郁金、柴胡、八月札、山茱萸、佛手、黄芩、煅牡蛎、炒白芍。

（10）肾阳衰弱证：绝经前后畏寒肢冷，面色白，精神萎靡，腰酸膝冷，性欲淡漠，纳少。月经量少，色淡。舌淡苔薄，脉沉细无力。治法：温肾调冲。方药：金匮肾气丸加减：熟地、淮山药、山茱萸、枸杞子、杜仲、菟丝子、熟附片、仙灵脾、巴戟天、鹿角胶。

（11）肾阴阳两虚证：绝经前后腰酸乏力，烘热出汗，继而畏寒肢冷，月经量中或少，淋漓不净。苔薄，舌尖红，脉沉细弱。治法：调补肾阴肾阳。方药：二仙汤加减：仙茅、仙灵脾、知母、黄柏、巴戟肉、当归、淮小麦、炙甘草、黄芪、菟丝子、枸杞子、女贞子、旱莲草。

（12）瘀血阻络证：胸痛，头痛，痛如针刺而有定处，或呃逆日久不止，或饮水即呛，干呕，或内热瞀闷，或心悸怔忡，失眠多梦，急躁易怒，入暮潮热，唇黯或两目黯黑，舌质黯红，或舌有瘀斑、瘀点，脉涩或弦紧。治法：活血化瘀。方药：血府逐瘀汤加减：当归、桃仁、红花、川芎、赤芍、生地、枳壳、柴胡、甘草、桔梗。

（13）痰热内阻证：月经开始紊乱，经量逐渐减少，色暗夹小血块，经期或短或长，兼烘热汗出，烦躁易怒，眩晕耳鸣，胸闷呕逆，或有痰涎，胃脘痞满，失眠惊悸，心神不宁，或肢体面目肿胀等。舌红苔黄或腻，脉弦滑。治法：清热化痰，和中安神。方药：温胆汤加减。陈皮、竹茹、茯苓、半夏、枳实、炙甘草、生姜、大枣。

以上为临床常见证型，临床可按其舌脉，分别主次，随证治之。

2.2 复方治疗

百合知母汤加味：由百合 50 g，知母 15 g，生地黄 15 g，女贞子 12 g，墨旱莲 12 g，山茱萸 15 g，五味子 10 g，炒酸枣仁 10 g，炙甘草 6 g 组成。临床试验显示：治疗肝肾阴虚型更年期综合征，效果理想，可显著改善临床症状及睡眠质量、促进机体性激素水平恢复正常。【河南中医，2015，35（1）：24-25】

柴桂龙牡汤加减：黄芩 10 g，茯苓 15 g，白芍 15 g，甘草 5 g，生姜 3 g，煅牡蛎 20 g，法半夏 15 g，柴胡 10 g，党参 15 g，煅龙骨 20 g，大枣 5 g，桂枝 5 g 组成。临床试验显示：柴桂龙牡汤加减治疗女性更年期综合征疗效明显优于更年康片，而且具有改善更年期妇女雌激素水平的作用。【实用中医药杂志，2015，31（7）：617-618】

调冲解郁汤：由淫羊藿 15 g，熟地黄 20 g，山茱萸 10 g，女贞子 15 g，香附 10 g，柴胡 10 g，白芍 20 g，酸枣仁 10 g，珍珠母 30 g（先煎），当归 10 g，生牡蛎 30 g（先煎），浮小麦 15 g，百合 15 g，知母 10 g，甘草 6 g 组成。试验认为在雌激素替代疗法的基础上，调冲解郁汤改善围绝经期抑郁症的疗效与氟哌噻吨美利曲辛片相当，且不良反应少，并对睡眠及绝经期综合征症状有明显改善作用，其作用机制可能是通过调节神经内分泌激素水平来实现的。临床试验显示：治疗更年期综合征 60 例，总有效率为 91.67%，治疗后

FSH 和 LH 水平改善，治疗后 E2 和 5-HT 水平改善。【中国实验方剂学杂志，2015，21（12）：182-185】

加味逍遥散：由柴胡 12 g，白芍 12 g，茯苓 12 g，当归 10 g，白术 10 g，枳壳 10 g，柏子仁 5 g，黄连 3 g，甘草 3 g 组成。临床试验显示：治疗更年期综合征，治疗后患者体内血清雌二醇（E2）、卵泡刺激素（FSH）、黄体生成素（LH）水平有明显改善。【基层医学论坛，2015，19（9）：1216-1217】

补肾疏肝汤：由熟地黄 10 g，制何首乌 15 g，女贞子 10 g，枸杞子 10 g，山茱萸 10 g，牡丹皮 10 g，山药 10 g，川芎 12 g，阿胶 10 g，当归 10 g，白芍药 10 g，柴胡 10 g，麦芽 12 g，香附 15 g，合欢皮 15 g，酸枣仁 10 g，首乌藤 15 g，龟版 10 g，甘草 10 g 组成。临床试验显示：补肾疏肝汤治疗 PMS 疗效确切，并能改善性激素水平、生存质量及情绪状况。【河北中医，2015，37（5）：676-678】

知柏地黄丸加减：由泽泻 10 g，丹皮 8 g，茯苓 8 g，山萸肉 10 g，山药 10 g，熟地 15 g，黄柏 10 g，知母 10 g，淫羊藿 10 g 组成。临床试验显示：治疗符合入选标准的 108 例患者，总有效率为 93.5 %。疗程最短 10 d，最长 21 d，平均 15 d。认为知柏地黄丸加减治疗女性更年期综合征疗效显著。加入淫羊藿是因为现代药理研究证实淫羊藿具有类激素样作用。【中医临床研究，2015，7（16）：125-126】

刺五加百合酸枣仁煎剂：由刺五加、百合各 50 g，酸枣仁 15 g。临床试验显示：患者治疗的总有效率明显较高，失眠多梦、心慌胸闷、多汗、头痛、头晕等症状消失的时间均有所改善。【当代医药论丛，2015，13（5）：153】

甘麦大枣汤：由淮小麦 30 g，鹿角胶、黄芪各 20 g，菟丝子、党参、龟板、山药、枸杞各 15 g，山茱萸、大枣、远志、郁金及酸枣仁各 10 g，炙甘草 5 g 组成。临床试验显示：总有效率为 97.87 %。【亚太传统医药，2015，11（11）：127-128】

更年灵汤：由丹参 12 g，山药、枸杞子、沙参、地黄、夜交藤、制龟板（先煎）各 20 g，麦冬、桑椹、知母、女贞子、白芍各 15 g，龙骨（先煎）、浮小麦各 30 g 组成。具有滋补肝肾的显著功效。临床试验显示：治疗更年期综合征患者 50 例，有助于改善更年期综合征患者血清雌二醇（E2）、促卵泡刺激素（FSH）及促黄体生成素（LH）的水平。【当代医药论丛，2015，13（6）：31-32】

更年养阴方：由生地 20 g，熟地 20 g，山茱萸 12 g，枸杞 15 g，女贞子

12 g，旱莲草 15 g，百合 15 g，生龙骨 25 g，生牡蛎 25 g，佛手 10 g，合欢花 12 g，木香 6 g，陈皮 10 g 组成。临床试验显示：治疗肝肾阴虚型更年期综合征患者 100 例，显示有效率 91 %，治疗后血清 FSH、LH 水平明显降低。【国社区医，2015，31（2）：70-71】

左归饮合二至丸加减：由熟地黄 15 g，山茱萸、枸杞子、旱莲草、肉苁蓉、制何首乌、女贞子各 20 g，珍珠母、茯苓、山药各 30 g，淫羊藿 10 g，甘草 6 g 组成。临床试验显示：左归饮合二至丸加减联合西药治疗肾阴虚型更年期综合征疗效确切，有效改善患者症状，改善激素水平作用。【新中医，2015，47（6）：162-163】

滋肾益气合剂：由知母 12 g，黄柏 10 g，生地 15 g，熟地 12 g，山药 15 g，山萸肉 12 g，茯苓 12 g，牡丹皮 10 g，泽泻 6 g，太子参 30 g，麦冬 12 g，五味子 6 g，炙甘草 6 g 组成。临床试验显示：治疗更年期综合征患者 50 例，总有效率分别为 94 %。【中医药远程现代化，2011，9（01）：176】

调更补益汤：由生龙骨，合欢皮，白芍，生牡蛎，茯苓，当归，丹皮，焦山栀，柴胡，甘草，香附组成。临床试验显示：治疗更年期综合征疗效，相关症状发生率显著降低。【内蒙古医学杂志，2014，46（9）：1093-1094】

2.3　中成药

（1）六味地黄软胶囊。由熟地黄、牡丹皮、山药、山茱萸、泽泻、茯苓组成。可用于肾阴亏损、头晕耳鸣、腰膝酸软、骨蒸潮热、盗汗遗精、消渴的治疗。六味地黄软胶囊具有较好的治疗更年期综合征（肾阴虚证）作用。临床试验表明，六味地黄软胶囊治疗更年期综合征（肾阴虚证）有较好的疗效。对中医证候愈显率达到 45.32 %、Kuppernlan 改良评分缓显率达到 56.25 %，而且六味地黄软胶囊治疗更年期综合征（肾阴虚证）优于对照药左归丸，疗效确切，服用安全。【内蒙古民族大学学报（自然科学版），2012，27（7）：95-96，99】

（2）坤泰胶囊。由熟地黄、黄连、白芍、黄芩、阿胶、茯苓等组成。对于卵巢功能的改善和以雌激素为代表的多种激素水平均有显著的调节作用。临床试验显示：坤泰胶囊具有升高 E2 的作用，同时可促进阴道细胞成熟指数右移。研究结果显示，绝经过渡期患者应用坤泰胶囊治疗可改善患者的更年期症状，增加阴道细胞成熟值和 E2 水平。【中国药业，2015，24（12）：112-113】

（3）妇乐颗粒。由要由大血藤、延胡索、丹皮、大黄、忍冬藤、大青叶、蒲公英、赤芍、甘草、川楝子组方，主要功效为清热凉血、活血化瘀、消肿止痛。临床研究表明妇乐颗粒能显著改善患者内分泌功能。研究显示患者采用妇乐颗粒后，外周血中 CD4$^+$ T 细胞比例显著上升，提示患者细胞免疫功能明显恢复。更年期综合征患者 IL-2 水平普遍降低，本研究而观察组患者在使用妇乐颗粒后，IL- 2 水平较前明显升高，提示妇乐颗粒能显著改善更年期综合征患者的免疫功能。【中草药，2004，35（10）：1161-1163】

（4）更美宁胶囊。由女贞子、白芍、石斛、何首乌、珍珠、黑芝麻、钩藤、合欢花、桑叶组成，具有滋肾平肝、清心安神的作用，用于妇女更年期综合征肝肾阴虚、心肝火旺证。药效学研究表明，更美宁胶囊对硝酸毛果芸香碱所致大鼠汗腺分泌有明显抑制作用；对左旋甲状腺素所致体温升高有明显抑制作用；可明显延长戊巴比妥钠小鼠睡眠时间；能明显提高大鼠血清中雌二醇水平，且未发现明显毒性作用。【中药新药与临床药理，2011，22（1）：117-120】

（5）振源胶囊：主要成分为人参果实总皂苷类中药地精子，其味甘、性平，具有益气通脉，宁心安神，生津止渴等作用。用于治疗胸痹、心悸、不寐，消渴气虚证，症见胸痛胸闷，心悸不安，失眠健忘，口渴多饮，气短乏力；冠心病，心绞痛，心律失常，神经衰弱等病症。研究表明振源胶囊主要有滋补强壮，增强免疫功能，安神益智，调节内分泌和自主神经功能紊乱、强心、保肝等作用。【河北医药，2015，37（11）：1707-1708】

（6）疏肝解郁胶囊：疏肝解郁胶囊的主要成分为贯叶金丝；功能疏肝解郁，清热解毒，消肿止痛；主治情志不畅引起的各种病症。贯叶金丝桃提取物治疗轻度和中度抑郁症明显有效于安慰剂。本研究显示服用疏肝解郁胶囊可有效解除或减轻更年期综合征患者的抑郁症状，提高患者生活质量。此外，天花粉、石斛、苍术、黄精、栀子、桑叶等中药均被研究证实有改善糖耐量，增加胰岛素敏感性等作用。【光明中医，2014，29（2）：296-297】

2.4　单味中药治疗

（1）海参冻干粉：性温，味甘，咸，归心，脾，肺，肾经，具有滋阴补肾、壮阳益精、养心润燥、补血等功效，主治精血亏损；虚弱劳怯；阳痿；梦遗；肠燥便秘；肺虚咳嗽咯血，肠风便血，外伤出血。实验研究证实，海参含有多种生物活性物质，具有抗疲劳、抗凝血、抗血栓、降血脂、降低血黏度、抗肿瘤、免疫调节、抗菌、抗病毒及促细胞生长等作用。临床研究显示海参冻干粉治疗更年期综合征脾肾阳虚征患者有效率达到 90%。【中国海洋药

物杂志，2012，31（2）：19-24】

（2）羊胎盘：羊胎盘味甘，性温，归心、肺、脾及肾经；具有温补肾阳，益气养血功效。经现代药理研究，羊胎盘中含有丰富的具有生物活性的小分子多肽和核酸等化学物质，蛋白多肽类，如免疫球蛋白、干扰素、人体必需氨基酸；生物酶，如激肽酶、溶菌酶、组胺酶、纤维蛋白溶酶原活化物；激素类，如催乳素、促甲状腺素、促性腺素、多种甾体类激素。其他还有卵磷脂、含氨多糖、生长因子、凝血因子、维生素、微量元素等。具有促生长、抗氧化、抗疲劳、延缓衰老、改善睡眠、记忆及消化等功能。临床研究显示治疗女性更年期综合征肾阳虚证具有较好疗效，治疗组总有效率为91.7%，对自汗、腰膝酸软、烦躁易怒、失眠多梦症状改善方面有效果，且临床使用安全。【中国生化药物杂志，2002，23（5）：236】

（3）黄豆：味甘、性平，入脾、大肠经，具有健脾宽中、润燥消水、清热解毒、益气、利湿的功效，用于脾虚气弱，消瘦少食，或贫血、营养不良；湿痹拘挛，或水肿、小便不利等病症。其有效成分黄豆甙元具有药理作用，具有明显的抗缺氧及抗心律失常作用，对高血压患者的头痛，头晕，颈项强直等症状，有明显的改善，具有雌激素样作用，有抗郁抑作用，具有防治癌症＃降低血脂，防止动脉粥样硬化、预防骨质疏松作用。临床运用黄豆甙元胶囊治疗更年期综合征，治疗组有效率为97.14%。【沈阳药科大学，2005，10-12】

2.5　非药物治疗

①针灸：针灸特定穴位对更年期患者具有良性调整作用，针灸的疗效与患者的年龄、肥胖度、病因诱因和病程长短等密切相关。特定艾灸部位如灸脐对更年期患者也有一定改善。临床试验显示：对中、重度更年期综合征患者100例进行艾灸治疗，其烦躁易怒、记忆力减退、胸闷、乏力、皮肤感觉异常、心悸等方面改善明显，血清雌二醇（E2）水平也有升高。

②推拿：推拿手法治疗更年期患者有一定疗效。临床试验显示：58例女性更年期综合征患者，总有效率为96.55%。对潮热汗出、失眠、感觉异常、焦虑/易激动、性欲减退、骨关节痛、眩晕、乏力、记忆力减退、头痛、心悸、皮肤蚁走感、泌尿系感染症状改善显著。

③耳穴：更年期患者，在常规治疗的基础上，加用耳穴埋豆疗法，可有效缓解病情。耳穴贴压治疗能明显改善心肾不交型女性更年期综合征患者临

床症状及调节体内性激素水平，且耳穴贴压法操作简单、安全易行，值得临床推广。有研究认为通过刺激耳穴可以调整人体阴阳气血的平衡，调整经络脏腑功能，现代研究发现耳穴压迫可以调节机体垂体－性腺轴的作用，促使机体内分泌环境达到相对平衡的状态，从而纠正内分泌紊乱以及内啡肽、肾上腺皮质激素，进而达到调节内分泌功能，抑制体垂体亢进功能。

④腹针疗法：腹针治疗妇女更年期综合征疗效显著，治疗后患者情绪稳定，心情舒畅，生活质量提高。

⑤走罐疗法：特定部位循经走罐能明显升高患者血清 E2 水平，这可能是该法缓解更年期综合征症状的作用机理之一。研究发现沿夹脊穴走罐，可调节植物神经功能，调节人体情志活动。同时走罐使机体产生组胺、类组胺的物质，刺激各个器官，增强其功能活动。走罐通过负压的刺激，能促进血液及淋巴循环、调动人体免疫系统，调节"神经—内分泌—免疫网络"，增强自身免疫力。

第十九章　多囊卵巢综合征

多囊卵巢综合征（polycystic ovary syndrome PCOS）是一种育龄女性常见的内分泌疾病，多起病于青春期。主要表现为高雄激素、无排卵、卵巢多囊样改变、不孕、多毛、肥胖，常并发高胰岛素血症、高血脂、糖尿病和心血管疾病，是一种代谢综合征。本病的持续时间较长，缠绵难愈，患者的多囊卵巢综合征状态可持续一生。

1　诊断

根据 2003 年出版的 PCOS 鹿特丹诊断标准，诊断该病需依据以下 3 条标准中的 2 条：①排卵障碍或无排卵；②高雄激素的临床表现或高雄激素血症实验室证据；③超声评估中卵巢多囊样改变（每个卵巢 >12 个小窦状卵泡）；且排除其他疾病，如先天性肾上腺皮质增生症、分泌雄激素肿瘤和库欣氏综合征。

具体论述其临床诊断要点如下：

（1）月经及排卵异常，可见初潮后多年月经仍不规律，月经稀少和（或）闭经，功能性子宫出血，无排卵，不孕等表现。

（2）上唇、乳晕、胸或腹部中线等处体毛增加且粗黑，油脂性皮肤或痤疮，或见外阴、腋下、颈后等处皮肤增厚、褐色色素沉着的黑棘皮症表现，实验室检查可有高雄激素血症。

（3）超声或腹腔镜检查可见卵巢呈多囊样改变。

（4）常于青春期起病，育龄妇女多见。

（5）可伴有肥胖、高胰岛素血症、泌乳素（PRL）升高、促性腺激素水平失调，FSH 水平正常或偏低，LH 水平增高，LH/FSH 比值大于 2 ～ 3。

（6）排除其他原因引起的高雄激素血症，例如卵巢或肾上腺分泌雄激素的肿瘤、先天性肾上腺皮质增生症、库欣综合征、特发性多毛、高泌乳素血症、甲状腺功能异常、药物性所致等。

（1）～（3）条中具备两条或以上，且满足（6）即可做出多囊卵巢综合征的诊断。

2 中医治疗

2.1 辨证治疗

（1）肾虚证

本证型均以肾虚为基础，根据不同的临床表现，相关证型包括肾阴虚证、肾阳虚证等，可单独或同时出现。

①肾阴虚证：月经初潮迟至、后期、量少、色淡、质稀，渐至停闭，或月经周期紊乱，经量多或淋漓不净；婚后日久不孕，形体瘦小，面额痤疮，唇周细须显现，头晕耳鸣，腰膝酸软，手足心热，便秘溲黄。舌红，少苔或无苔，脉细数。治法：滋阴补肾。方药：左归丸。熟地黄、山药、山茱萸、枸杞子、菟丝子、鹿角胶、龟甲胶、川牛膝。

②肾阳虚证：月经初潮迟至、后期、量少、色淡、质稀，渐至停闭，或月经周期紊乱，经量多或淋漓不净；婚后日久不孕，形体较胖，腰痛时作，头晕耳鸣，面额痤疮，性毛较浓，小便清长，大便时溏。舌淡，苔白，脉沉弱。治法：温肾助阳。方药：右归丸。熟地黄、山药、山茱萸、枸杞子、鹿角胶、当归、杜仲、肉桂、附子。

（2）脾虚证

本证型以脾虚为基础，相关证型包括脾气虚证、脾阳虚证、脾肾阳虚证等。

①脾气虚证：月经失调，周期后延，或见崩漏，血色淡，质清稀，甚或闭经，或婚久不孕，或见神疲、纳呆、便溏不化。舌淡，苔薄白，脉细弱。治法：健脾益气。方药：补中益气汤。黄芪、党参、白术、陈皮、升麻、当归、柴胡、炙甘草。

②脾阳虚证：月经失调，周期后延，或见崩漏，血色淡，质清稀，甚或闭经，或婚久不孕，常伴有神疲嗜睡，面浮肢肿，四肢不温，脘腹冷痛，纳呆便溏。舌体胖大，舌质淡，苔薄白或白腻，脉沉或细弱。治法：温振脾阳。方药：五积散。白芷、枳壳、麻黄、苍术、干姜、桔梗、厚朴、甘草、茯苓、当归、肉桂、川芎、芍药、半夏、陈皮。

③脾肾阳虚证：月经后期，甚至闭经，或婚久不孕，头昏乏力，怕冷嗜睡，腰酸便溏，乳房发育差。舌淡，苔薄白，脉细。治法：温补脾肾。方

药：附桂八味丸。附子、肉桂、熟地黄、山药、山萸肉、茯苓、牡丹皮、泽泻。

（3）肝郁证

本证型以肝郁为基础，相关证型包括肝气郁结证、肝郁化热证、肝经湿热证等。

①肝气郁结证：情绪烦躁抑郁，喜太息，胸胁乳房胀痛，月经周期后延，或见崩漏，或经行腹痛，经量多少不一，甚或闭经，或婚久不孕。舌红，苔薄，脉弦。治法：疏肝解郁。方药：柴胡疏肝散。陈皮、柴胡、川芎、香附、枳壳、芍药、甘草。

②肝郁化热证：情绪烦躁抑郁，喜太息，口干口苦，大便秘结；月经周期后延，或见崩漏，经量多少不一，甚或闭经，或婚久不孕。舌红，苔薄白或薄黄，脉弦或数。治法疏肝清热。方药：丹栀逍遥散。白术、柴胡、当归、茯苓、甘草、牡丹皮、栀子、赤芍。

③肝经湿热证：月经稀发，量少，甚至经闭不行，或月经紊乱，淋漓不断；带下量多色黄，外阴瘙痒；面部痤疮，毛发浓密，胸胁乳房胀痛，便秘溲黄。舌红，苔黄腻，脉弦或弦数。治法：清热利湿。方药：龙胆泻肝汤。龙胆、黄芩、栀子、泽泻、木通、车前子、当归、柴胡、甘草、地黄。

（4）兼夹证

兼夹可单独出现，但更多与气滞、肾虚等证同时出现，治疗时可与上方合用。

①痰湿症：可出现月经延后，量少色淡质稠，甚至闭经，或婚久不孕，多见形体肥胖，胸闷犯恶，纳少痰多，肢体困重，带下黏腻量多。舌淡，苔白腻，脉滑或沉滑。治法：化痰燥湿。方药：苍附导痰丸加减。苍术、香附、陈皮、半夏、茯苓、甘草、南星、生姜、枳壳、神曲。

②血瘀证：常见月经周期延后，量可多或少，或经期淋漓不尽，经血或见血块，色紫黯，经行腹痛，甚至闭经，或婚久不孕。舌黯，有瘀点瘀斑，苔薄，脉弦细或涩。治法：活血祛瘀。方药：桂枝茯苓丸。桂枝、茯苓、牡丹皮、赤芍、桃仁。

上述证型基于单纯病机，临床情况常较为复杂，出现几种情况并存，临证时当灵活掌握，合方或灵活组方化裁使用。

2.2　复方治疗

滋阴调血汤：由女贞子 12 g，墨旱莲 10 g，知母 10 g，制龟甲 15 g，淫羊藿 10 g，丹参 15 g，菟丝子 20 g，陈皮 10 g 组成。多囊卵巢综合征 30 例，肝肾不足阴虚内热者月经情况改善，恢复排卵，减少痤疮，促进妊娠，未发现不良反应。【世界中医药，2012，7（5）：410-412】

加减苍附导痰丸：由苍术 10 g，香附 9 g，桃仁 6 g，当归 12 g，川芎 10 g，红花 6 g，胆南星 9 g，茯苓 15 g，法半夏 10 g，陈皮 6 g，枳壳 6 g，夏枯草 10 g，生姜 6 g，甘草 6 g 组成。多囊卵巢综合征痰湿证患者 42 例，治疗组临床疗效优于服用去氧孕烯炔雌醇片及二甲双胍片者。【中医药导报，2013，19（11）：101-102】

疏肝清解汤：柴胡 10 g，丹皮 10 g，栀子 10 g，白芍 15 g，当归 12 g，茯苓 15 g，益母草 15 g，枸杞子 15 g，仙灵脾 15 g。青春期肝经郁热型多囊卵巢综合征 30 例，体重控制情况优于服用西药者；停药 3 个月激素水平、卵巢体积、月经情况较治疗前均明显改善；停药 6 个月后激素水平、卵巢体积、月经仍保持较好状态。【北京中医，2006，25（6）：323-326】

补肾活血调肝汤：郁金 12 g，路路通 30 g，山萸肉 12 g，淮山 15 g，丹皮 15 g，仙灵脾 15 g，肉苁蓉 15 g，紫石英 12 g，补骨脂 12 g，鹿角霜 12 g，巴戟天 12 g，菟丝子 12 g，黄精 12 g，女贞子 12 g，牛膝 12 g，龟版 12 g，泽兰 12 g，莪术 15 g 组成。30 例肾虚肝郁型多囊卵巢综合征患者，停药后总有效率优于服用氯米芬者；停药后 3 个月激素水平、卵巢体积、排卵率、受孕率、月经情况较治疗前明显改善；停药 6 个月激素水平、卵巢体积、排卵率、受孕率、月经情况仍保持较好的状态。【中国性科学，2007，16（10）：23-30】

自拟多囊方：由生山楂 15 g，菟丝子 12 g，苍术、香附、川芎、制南星、石菖蒲、枳壳、五灵脂、仙灵脾、仙茅各 10 g，陈皮 6 g 组成。多囊卵巢综合征患者 35 例，对照组 33 例服用安体舒通，结果显示治疗组临床症状改善优于对照组；两组治疗后 T 值下降；两组治疗后 LH 值比较，治疗组下降较对照组明显。【天津中医药，2009，26（5）：375-376】

祛瘀调经汤：由紫河车、苍术各 10 g，香附、当归、续断、石斛各 12 g，白术、鸡血藤、补骨脂各 15 g，柴胡 9 g，黄芪 20 g，益母草 18 g 组成，治疗多囊卵巢综合征患者 80 例，总有效率为 90%，治愈率 70%；无患者不适。【新中医，2008，40（2）：82-83】

补肾调经方：由生地黄、女贞子、淮山药各 30 g，菟丝子、三棱、莪术各 15 g，山茱萸、仙灵脾各、茯苓、炙龟板、皂角刺、小青皮、陈皮各 10 g 组成。治疗多囊卵巢综合征 50 例，总有效率 74%，妊娠率 20%。【浙江中西医结合杂志，2006，16（12）：778】

滋阴奠基汤：由当归 15 g，赤芍药、白芍药各 10 g，熟地黄 12 g，山茱萸 6 g，山药 10 g，泽泻 10 g，牡丹皮 10 g，茯苓 10 g，续断 12 g，菟丝子 10 g，紫河车 9 g 组成。治疗多囊卵巢综合征合并高睾酮血症患者 32 例，对照组 30 例服用安体舒通，结果 2 组总有效率治疗组优于对照组。【北京中医杂志，2008，30（6）：585-586】

加减小柴胡汤：由柴胡、陈皮、木香各 6 g，黄芩、姜半夏、茯苓、炒白术、皂角刺、浙贝母、郁金各 10 g，党参 12 g，干姜 3 g，红枣 6 枚，红花 5 g 组成。治疗多囊卵巢综合征 40 例，总有效率为 85%；治疗后黄体生成素（LH）、LH/FSH、睾酮（T）均有明显下降；停药后 3 个月，保持治疗后水平，中药作用更为持久。【浙江中医杂志，2011，46（2）：120】

加减桃红四物汤：由炒桃仁 10 g，红花 9 g，当归 15 g，生白芍 20 g，川芎 12 g，熟地黄 15 g，炙香附 15 g，炒山药 20 g，续断 15 g，丹参 18 g，党参 12 g，茯苓 12 g，炒白术 12 g，菟丝子 12 g，炒杜仲 12 g，甘草 10 g，益母草 20 g，山茱萸 12 g 组成，治疗多囊卵巢综合征 17 例，治疗后的激素水平均有所下降；总有效率 88.24%，妊娠率 64.71%。【中国误诊学杂志，2009，9（21）：5097-5098】

自拟促孕汤：由枸杞子 12 g，菟丝子 12 g，淫羊藿 12 g，山萸肉 12 g，紫石英 25 g，当归 15 g，川芎 9 g，熟地黄 9 g，炒白芍 12 g，茯苓 12 g，法半夏 9 g，焦山楂 12 g，郁金 12 g，香附 12 g 组成。30 例多囊卵巢综合征患者于月经或黄体酮撤退性出血的第 5 天开始服用自拟促孕汤，配合克罗米芬治疗；对照组 30 例患者单纯服用克罗米芬，结果显示治疗组在提高子宫内膜厚度方面及生化与临床妊娠率均高于对照组；两组的多卵泡与黄素化未破裂卵泡综合征（LUFS）发生无明显差异，两组均无卵巢过度刺激综合征（OHSS）发生。【中国当代医药，2009，16（14）：93-94】

益气升肝汤：由生黄芪 20 g，柴胡 15 g，白术 10 g，制半夏 10 g，炒山药 20 g，酸枣仁 15 g，天麻 10 g，白芍 20 g，熟地黄 15 g，菟丝子 15 g，细辛 3 g，木瓜 10 g，炙甘草 15 g，灰山羊肝焙干研末 20 g（冲服）组成。治疗多囊卵巢综合征患者 30 例，总有效率为 93.33%。【内蒙古中医药，2009，7：84-85】

自拟调经汤：由补骨脂 10 g，巴戟天 10 g，党参 10 g，白术 10 g，茯苓

20 g，丹参 20 g，当归 10 g，苏木 10 g，香附 10 g，制半夏 6 g，苍术 10 g，大枣 6 g 组成。30 例多囊卵巢综合征患者于月经周期第 5 天或撤退性出血的第 5 天开始口服自拟调经汤，联合达英 -35 治疗，对照组 30 例单纯西药治疗，结果显示停药 3 个月以及停药 6 个月后，治疗组月经正常人数以及排卵人数多于对照组（P<0.05）；实验室指标检测表明两组治疗中 3 个周期以及 6 个周期、停药 3 个月以及 6 个月后较治疗前血清 LH、T 显著下降（P<0.001）且两组间相比，对照组激素回升的机率比治疗组大。【辽宁中医杂志，2010，37（7）：1328-1330】

加味二陈汤：由陈皮 10 g，半夏 10 g，茯苓 15 g，甘草 5 g，仙灵脾 15 g，泽泻 12 g，枳实 12 g，大黄 10 g，川贝母 10 g，胆南星 6 g 组成。治疗多囊卵巢综合征 40 例，对照组 40 例单纯西药治疗，结果显示治疗组疗效 92.5 %，1 年正常妊娠率 72.5 %，均明显优于对照组 75.0 % 和 45.0 %，治疗后治疗组患者的睾酮和黄体生成素水平显著低于对照组。【中华中医药杂志（原中国医药学报），2007，增刊：100-101】

2.3 中成药

（1）右归丸。熟地黄、附子（炮附片）、肉桂、山药、山茱萸（酒炙）、菟丝子、鹿角胶、枸杞子、当归、杜仲（盐炒）。研究提示右归丸能使患者的空腹及餐后一小时胰岛素水平显著下降，表明该方能改善多囊卵巢综合征患者的胰岛素抵抗，增加胰岛素敏感性，随着胰岛素抵抗的好转，LH/FSH 比值下降，体内性激素水平更趋于平衡，血脂谱及临床症状均有不同程度改善，且对正常血糖无影响，不增加低血糖发生风险。【中医药通报，2009，8（3）：52】

（2）越鞠丸。香附、川芎、苍术、神曲、栀子。选自《丹溪心法》，主治六郁证。多数妇科疾病的主要原因是气郁，故越鞠丸可治疗包括闭经、月经后期等在内的多种妇科疾病。【中国当代医药，2011，18（28）：102-103】

（3）红花逍遥片。由柴胡、当归、白术、红花、皂角刺、茯苓、薄荷、甘草、白芍等九味中药组成。PCOS 患者糖代谢异常表现为高胰岛素血症和胰岛素抵抗（IR），血脂异常主要表现为 LDL-C、TG、TC、A 升高，HDL-C 下降，性激素异常主要表现为血清 LH、PRL、T 偏高，E_2 偏低。而研究显示，红花逍遥片能使空腹血糖有所下降；明显降低 TC、TG、LDL-C、A 并使 HDL-C 有所上升；LH、T、PRL 下降且 E_2 明显增加。【中国中医药现代远程教育，2014，12（3）：21-22】

（4）桂枝茯苓胶囊。由桂枝、茯苓、丹皮、芍药、桃仁五味组成，有活血化瘀，缓消癥块，健脾理气的功效。研究表明，桂枝茯苓胶囊具有抗血小板聚集、降低全血黏度、改善微循环以及抗炎、调节免疫和改善血管内皮细胞功能等作用。【中国临床药理学与治疗学，2012，17（6）：691-695】

（5）天葵胶囊。由麦冬、生地黄、当归、知母、黄精、淫羊藿、石菖蒲、桃仁等药组成，可对抗卵泡被膜增厚以及间质纤维化，起到调节垂体、卵巢分泌激素以及胰岛素分泌作用，并能改善胰岛素抵抗，控制体重，减少雄激素，促进患者恢复排卵。【中国药业，2015，24（12）：50-51】

（6）金水宝胶囊。为冬虫夏草提取物，可平补阴阳，适用于肺脾肾虚损。研究发现，金水宝胶囊可安全有效降低高雄激素血症患者雄激素水平。【中国医药导报，2013，10（30）：91-93】

（7）妇科千金胶囊。由千斤拔、金樱根等多味中药组成。动物实验结果表明：在抗炎方面，妇科千金胶囊对巴豆油所致小鼠耳肿胀、角卫菜所致大鼠足跖肿胀和大鼠棉球肉芽肿均具有明显的抑制作用，并对大鼠子宫炎症亦有良好的抑制作用。妇科千金胶囊还能促进对环磷酰胺所致免疫功能低下小鼠的血清溶血素抗体形成和提高巨噬细胞数量。【中国医学工程，2014，22（6）：139-142】

（8）复方玄驹胶囊。由玄驹、淫羊藿、蛇床子和枸杞子等补肾中药配伍而成。系统评价表明，复方玄驹胶囊联合克罗米芬，能更好改善多囊卵巢综合征月经、雄激素水平及相应中医证候，提高妊娠机会，尤以补肾阳之功效最为显著；联合来曲唑能更好地改善月经情况，并能明显提高排卵率，明显降低 BMI。【生殖医学杂志，2015，24（2）：147-150】

（9）坤泰胶囊。组方由《伤寒杂病论》303 条中黄连阿胶汤化裁而来，具有滋阴补肾、养血、泻肝火、清虚热的功效。研究表明坤泰胶囊有提高 E_2 水平的作用，可改善受体对体内激素的敏感性，调整人体内分泌水平，保护卵巢组织。【光明中医，2015，30（5）：996-997】

2.4 单味中药治疗

（1）黄连：味苦，性寒，归心、脾、胃、胆、大肠经。其主要成分是小檗碱（黄连素）、黄连碱等多种生物碱，并含有黄柏酮、黄柏内酯等。临床实验证实，黄连素配合去氧孕烯炔雌醇片（妈富隆），治疗多囊卵巢综合征，治疗后生化指标 LH、T 和 DHAS 水平下降，代谢指标 FBG、FINS 和 HOMA-

IR 下降，ISI 上升，LDL-C 和 CHOL 降低，临床指标体质量和 BMI 下降有明显改善。黄连素可以改善多囊卵巢综合征患者血清 LH、雄激素、空腹血糖和空腹胰岛素、胰岛素抵抗，增加胰岛素敏感性，降低血清 LDL-C 和 CHOL，降低体质量、体质量指数。【中草药，2004，35（11）：2-4】

（2）丹参：味苦，微寒，归心、心包、肝经。其主要含有丹参酮、丹参酚、丹参醛、丹参素等。实验表明，用 2% 总丹参酮淀粉悬液给雌性幼龄小鼠灌胃后，给药组子宫重量明显高于不给丹参组，而对于切除卵巢的小鼠则子宫增重不明显，丹参酮有较温和的通过卵巢起作用的雌激素活性；用精囊和前列腺重量法证明丹参酮 I 有抗雄激素的作用。临床实验证实，丹参注射液穴位注射联合中成药口服可调节多囊卵巢综合征患者异常的雄激素水平，促使月经及排卵恢复规则。【中国医学科学院学报，1980，2（3）：189-192】

（3）菟丝子：味辛、甘，性平，归肾、肝、脾经。可补益肾精，养肝明目，止泻，安胎。主治肾虚腰痛，阳痿遗精，宫冷不孕，尿频，目暗不明，便溏泄泻，胎动不安。菟丝子的主要成分是菟丝子黄酮。研究表明菟丝子黄酮具有雌激素样活性，可使成年大鼠腺垂体、卵巢、子宫质量增加；可增强卵巢人绒毛促性腺激素（HCG）/ 黄体生成素（LH）受体功能及垂体对促性腺激素释放激素（LRH）的反应性，促进离体培养人早孕绒毛组织 HCG 分泌，有改善生殖内分泌的功能；可显著改善排卵障碍大鼠的一般状况，恢复动情周期，改善子宫及卵巢指数，促进卵泡生长发育，提高次级卵泡的数量，且与剂量相关，剂量越高效果越显著；其对心理应激引起卵巢内分泌功能降低亦具有调节作用，可明显提高模型大鼠血清 E_2、P 水平，增加垂体、卵巢、子宫的质量。【中药新药与临床药理，2000，11（6）：349-351】

（4）黄芪：黄芪味甘，性微温，归肺、脾经。其主要成分含苷类、多糖、黄酮、微量元素等。研究表明黄芪可调节糖脂代谢，对小鼠脑和肝组织的脂质过氧化反应有明显抑制作用，可降低小鼠血清中过氧化脂质，而对 RBC-SOD 活性有明显的激活作用，并可增强血清、肝组织的硒含量，加强内源性氧自由基清除系统的功能，减少自由基作用于膜脂质生成脂质过氧化物。黄芪多糖对前脂肪细胞的生长表现为增殖趋势且呈现一定的剂量时间依赖性，其作用与噻唑烷二酮类药物罗格列酮相似。可使前脂肪细胞分化相关基因 PPAR 和 C/EBPmRNA 与蛋白的表达明显增加。另有观点认为，黄芪可能通过抑制氧化应激和 AGEs（晚期糖基化终末化产物）的形成，降低胰岛素水平，提高血清脂联素水平，在一定程度上阻止胰岛素抵抗的发生、发展，提高机

体的胰岛素敏感性和改善血清胰岛素水平异常。【中西医结合学报，2007，7（4）：421】

（5）鹿茸：味甘、咸，性温，归肾、肝经。可补肾阳，益精血，强筋骨，调冲任，托疮毒。其脂溶性成分中含有雌二醇（E_2）等。研究表明麋鹿茸主要表现为雌激素样作用，其 E_2 的含量高于梅花鹿茸和马鹿茸，能促进小鼠雌性幼鼠生殖系统组织发育，增加子宫、卵巢的质量；能使去势大鼠子宫阴道代偿性增生和变化。【解剖学报，2001，32（2）：180】

（6）巴戟天：味辛、甘，性微温，归肾、肝经。可补肾助养，祛风除湿。其主要成分是糖类、黄酮等。实验研究表明，巴戟天水煎剂对正常雌性大鼠 LH 水平没有明显影响，但却使垂体前叶、卵巢和子宫的质量明显增加，特别是它能提高卵巢 HCG/LH 受体功能。巴戟天能使去卵巢大鼠垂体对注射 LRH 后 LH 分泌反应明显增加，推测巴戟天可能通过提高垂体对 LRH 的反应性及卵巢对 LH 的反应性来增强下丘脑 - 垂体 - 卵巢促黄体功能。【中医杂志1984，7：543-545】

（7）淫羊藿：味辛、甘，性温，归肝、肾经。可补肾壮阳，祛风除湿。主要成分为淫羊藿苷、黄酮类等。研究表明其主要成分淫羊藿苷对卵泡颗粒细胞分泌雌二醇有直接刺激作用，在高剂量时也促进肾上腺皮质细胞分泌皮质酮。淫羊藿水煎剂能使正常雌性大鼠垂体前叶、卵巢和子宫的质量明显增加，提高卵巢 HCG/LH 受体功能，并能使去卵巢大鼠垂体对注射 LRH 后 LH 分泌反应明显增加。另外，淫羊藿苷可调节免疫，对胸腺有免疫激活作用。【中国中药杂志，1997，22（8）：449-500】

（8）覆盆子：味甘、酸，性微温，入肝、神经。可固精缩尿，益肝肾，助阳，明目。其主要成分为糖类、有机酸等。现代药理研究表明覆盆子具有类雌激素养作用。覆盆子水提取液能降低下丘脑 LHRH、垂体 LH、FSH 及性腺 E_2 含量，提高胸腺 LHRH 和血液 T 水平。【中国中药杂志，1996，21（9）：560-562】

（9）补骨脂：味苦、辛，性温，归肾、脾经。可补肾壮阳，固精缩尿，温脾止泻，纳气平喘。其主要成分含香豆素类、黄酮类及单萜酚类物质。研究表明，补骨脂中的香豆素类化合物拟雌内酯具有雌激素样作用，补骨脂粉可引起去卵巢雌鼠动情周期变化，使子宫重量明显增加；雌鼠服用补骨脂后，阴道角化和子宫重量增加。此外，补骨脂素具有与雌激素类似的促雌激素反应阳性细胞增殖的作用，且呈出现明显的剂量 - 效应关系。【中国中药杂志，2008，33（1）：61-62】

（10）麦冬：味甘、味苦，性微寒，归肺、胃、心经。可养阴润肺，益胃生津，清心除烦。主治阴虚消渴，胃痛，咳嗽，失眠等。其主要含有多种甾体皂苷、豆甾醇、高异黄酮类化合物、微量元素等成分。现代研究表明麦冬多糖能改善链脲佐菌素所致糖尿病小鼠糖耐量水平，降低妊娠期糖尿病小鼠血，降低血清胰岛素抵抗指数，降低 CRP 含量，降低链脲佐菌素诱发的高血糖大鼠血糖及糖化血红蛋白，推迟大鼠口服蔗糖后血糖升高时间，降低血糖峰浓度。【上海中医药大学学报，2011，25（4）：66-70】

（11）知母：知母味苦、甘，性寒，归肺、胃、肾经。可清热泻火，滋阴润燥。其含有多种知母皂苷、知母多糖、胆碱、烟酸、金属元素等多种成分。现代研究表明，知母多糖能降低四氧嘧啶糖尿病小鼠血糖；知母总酚可降低四氧嘧啶、链脲佐菌素小鼠空腹血糖，抑制 α- 葡萄糖苷酶活力；知母皂苷能显著抑制 α- 葡萄糖苷酶活力，改善四氧嘧啶糖尿病小鼠糖耐量，降低空腹血糖值。【中国生化药物杂志，2005，26（6）：332-335】

（12）山楂：味酸、甘，性温，归脾、胃、肝经。可消食化积，行气散瘀。其主要含有黄酮类、三萜皂苷类、皂苷鞣制、游离酸等成分。现代研究表明，山楂可有效调节脂代谢紊乱，故常用于治疗高脂血症、冠心病等疾病。山楂及山楂黄酮能显著抑制饲喂高脂高胆固醇饵料大鼠的血清 TC、LDL-C 和 ApoB 浓度，显著升高 HDL-C 和 ApoA1 浓度，还能显著降低血清和肝脏丙二醛（MDA）含量，增加红细胞和肝脏超氧化物歧化酶（SOD）的活性，增加全血谷胱甘肽还原酶（GSH-Px）活性，升高大鼠肝脏 LDLRmRNA 水平，增加大鼠肝脏 LDLR 数目和蛋白水平。山楂黄酮在改善胰岛素抵抗和防治脂肪肝方面也有良好作用。【营养学报，2000，22（2）：131-136】

2.5 非药物治疗

①针灸：针灸特定穴位对多囊卵巢综合征患者具有良性调整作用，针灸的疗效与患者的年龄、肥胖度、病因诱因和病程长短等密切相关。多囊卵巢综合征患者在接受电针治疗后排卵率也会有一定增高。

②穴位埋线：多囊卵巢综合征患者接受埋线法治疗后，体质量、体质量指数及血清睾酮、黄体生成激素水平、空腹胰岛素、餐后 2 小时胰岛素水平均较治疗前有所下降。

③耳穴：多囊卵巢综合征患者，在常规治疗的基础上，加用耳穴埋豆疗法，可有效缓解病情。耳穴贴压法操作简单、安全易行，值得临床推广。

第二十章　原发性骨质疏松症

骨质疏松症（osteoporosis，OP）是一种以骨量减少、骨组织微观结构破坏为特征的全身代谢性骨骼疾病，由于骨显微结构的完整性受损、连续性减低，正常形态消失，导致骨强度下降、脆性增加、持重减弱，并极易发生骨折。老年性和绝经后骨质疏松症是原发性骨质疏松症的主要类型，临床上主要有疼痛，腰背四肢伸长缩短，驼背，骨折及呼吸系统障碍等症状。

1　诊断

临床上用于诊断骨质疏松症的通用指标是：发生了脆性骨折和（或）骨密度低下，目前尚缺乏直接测定骨强度的临床手段。

（1）骨密度测定临床指征：①女性65岁以上和男性70岁以上，无其他骨质疏松危险因素。②女性65岁以下和男性70岁以下，有一个或多个骨质疏松危险因素。③有脆性骨折史和（或）脆性骨折家族史的男、女成年人。④各种原因引起的性激素水平低下的男、女成年人。⑤X线摄片已有骨质疏松改变者。⑥接受骨质疏松治疗进行疗效监测者。⑦有影响骨矿代谢的疾病和药物史。

（2）建议参照WHO推荐的诊断标准。基于DXA测定：骨密度值低于同性别、同种族健康成人的骨峰值不足1个标准差属正常；降低1～2.5个标准差之间为骨量低下（骨量减少）；降低程度等于和大于2.5个标准差为骨质疏松；骨密度降低程度符合骨质疏松诊断标准同时伴有一处或多处骨折时为严重骨质疏松。现在也通常用T-Score（T值）表示，即T值≥-1.0为正常，-2.5<T值<-1.0为骨量减少，T值≤-2.5为骨质疏松。测定部位的骨密度对预测该部位的骨折风险价值最大，如髋部骨折危险用髋部骨密度预测最有意义。DXA骨密度测定值受骨组织退变、损伤、软组织异位钙化和成分变化以及体位差异等影响会产生一定偏差，也受仪器的精确度及操作的规范程度影响。因此，应用DXA测定骨密度要严格按照质量控制要求（参考国际临床骨

密度学会 ISCD 的共识意见）。临床上常用的推荐测量部位是腰椎 1 ～ 4 和股骨颈，诊断时要结合临床情况进行分析。

（3）实验室检查：①根据鉴别诊断需要可选择检测血、尿常规，肝、肾功能，血糖、钙、磷、碱性磷酸酶、性激素、25（OH）D 和甲状旁腺激素等。②根据病情的监测、药物选择、疗效观察和鉴别诊断需要，有条件的单位可分别选择下列骨代谢和骨转换指标（包括骨形成和骨吸收指标）。这类指标有助于骨转换的分型、骨丢失速率及老年妇女骨折的风险性评估、病情进展和干预措施的选择和评估。临床常用检测指标：血清钙、磷、25 羟维生素 D3 和 1，25 双羟维生素 D_3。骨形成指标：血清碱性磷酸酶（ALP）、骨钙素（OC）、骨源性碱性磷酸酶（BALP），Ⅰ型前胶原 C 端肽（PICP）、N 端肽（PINP）；骨吸收指标：空腹 2h 的尿钙 / 肌酐比值，或血浆抗酒石酸酸性磷酸酶（TPACP）及Ⅰ型胶原 C 端肽（S-CTX），尿吡啶啉（Pyr）和脱氧吡啶啉（d-Pyr），尿Ⅰ型胶原 C 端肽（U-CTX）和 N 端肽（U-NTX）等。

（4）脆性骨折：是骨强度下降的最终体现，曾发生过脆性骨折者，临床上即可诊断骨质疏松症。

（5）骨密度测定：骨密度是目前诊断骨质疏松、预测骨质疏松性骨折风险、监测自然病程以及评价药物干预疗效的最佳定量指标。骨密度仅能反映大约 70 % 的骨强度。骨折发生的危险与低骨密度有关，若同时伴有其他危险因素会增加骨折的危险性。双能 X 线吸收法（DXA）是目前国际学术界公认的骨密度检查方法，其测定值作为骨质疏松症的诊断金标准。其他骨密度检查方法如各种单光子（SPA）、单能 X 线（SXA）、定量计算机断层照相术（QCT）等根据具体条件也可用于骨质疏松症的诊断。

（6）骨质疏松症的其他评估：①定量超声测定法（QUS）对骨质疏松的诊断也有参考价值，目前尚无统一的诊断标准。在预测骨折的风险性时有类似于 DXA 的效果，且经济、方便，更适合用于筛查，尤其适用于孕妇和儿童。但监测药物治疗反应尚不能替代对腰椎和髋部骨量（骨矿含量）的直接测定。② X 线摄片法可观察骨组织的形态结构，是对骨质疏松所致各种骨折进行定性和定位诊断的一种较好的方法，也是一种将骨质疏松与其他疾病进行鉴别的方法。常用摄片部位包括椎体、髋部、腕部、掌骨、跟骨和管状骨等。

2　中医治疗

2.1　辨证治疗

（1）肾阳虚证：腰背冷痛，酸软乏力，甚则驼背弯腰，活动受限。畏寒喜暖，遇冷加重，尤以下肢为甚；小便频多；舌淡，苔白；脉沉细或沉弦。治法：补肾壮阳，强筋健骨。方药：补肾壮骨冲剂和右归丸（《景岳全书》）加减。熟地黄、肉桂、鹿角胶、山药、山茱萸、枸杞子、当归、杜仲、菟丝子、巴戟天、骨碎补、三棱等。

（2）肝肾阴虚证：腰膝酸痛，膝软无力；下肢抽筋，驼背弯腰。痿软微热，形体消瘦；眩晕耳鸣，或五心烦热，失眠多梦；男子遗精，女子经少或经绝；舌红少津，少苔；脉沉细数。治法：滋补肝肾，填精壮骨。方药：六味地黄汤（《小儿药证直诀》）加减。熟地黄，山药，山茱萸，茯苓，牡丹皮，泽泻，骨碎补，续断，淫羊藿等。

（3）脾肾阳虚证：腰髋冷痛，腰膝酸软；甚则弯腰驼背，双膝行走无力，畏寒喜暖；纳少腹胀，面色萎黄；舌淡胖，苔白滑；脉沉弱。治法：健脾除湿，温肾壮阳。方药：金匮肾气丸（《金匮要略》）加减。山药，茯苓，白术，附子，熟地黄，山茱萸，牛膝，淫羊藿，骨碎补，杜仲，菟丝子，甘草等。

（4）血瘀气滞证：骨节疼痛；痛有定处。痛处拒按；筋肉挛缩，骨折，多有外伤或久病史；舌质紫黯，有瘀点或瘀斑；脉涩或弦。治法：理气活血，化瘀止痛。方药：身痛逐瘀汤（《医林改错》）加减。秦艽，羌活，香附，川芎，桃仁，红花，当归，没药，牛膝，地龙，甘草，五灵脂等。

以上治疗根据患者病情，疗程可为 6 ～ 12 个月；服药 1 年以上者需监测肝肾功能；严重骨质疏松症可配合西药治疗。

2.2　复方治疗

补肾强骨汤：何首乌、熟地、杜仲、黄芪各 15 g，狗脊、肉苁蓉、当归、骨碎补、淫羊藿、菟丝子、桑寄生各 10 g。临床研究，治疗后的骨密度值均明显高于治疗前。【实用临床医学，2008，9（5）】

壮骨汤：淫羊藿 15 g、仙茅 10 g、补骨脂 15 g、熟地 15 g、山茱萸 10 g、女贞子 15 g、枸杞 15 g、人参 10 g、白术 10 g、茯苓 10 g、菟丝子 15 g、杜仲 15 g、当归 12 g。临床研究 45 例，总有效率治疗组为 84.4 %，综合疗效较好。【中医药导报，2008，14（5）】

温肾益髓汤：熟地 30 g、骨碎补 15 g、怀牛膝 15 g、杜仲 10 g、淮山药 10 g、枸杞子 10 g、当归 10 g、肉桂 6 g、山茱萸 6 g、制附子 3 g、甘草 6 g。临床研究 53 例，治疗 9 月后，总有效率为 92.59 %。【江西中医药，2013，12（44）】

骨痛神效方：骨碎补 20 g、补骨脂 20 g、怀牛膝 15 g、白术 25 g、续断 15 g、鹿角霜 30 g、山药 30 g、石斛 15 g、蒲公英 30 g、姜黄 25 g。33 例患者中，显效 19 例，有效 12 例，无效 2 例，总有效率 93.93 %。【中国中医急症，2013，22（4）】

固疏右归方：补骨脂 15 g、骨碎补 15 g、熟地 15 g、当归 15 g、杜仲 15 g、枸杞 15 g、山茱萸 15 g、山药 15 g、菟丝子 12 g、鹿角胶 15 g、牛膝 10 g。临床研究 42 例，总有效率为 93.9 %，骨密度测定也显示增加明显。【中外医疗，2012，12】

补肾强骨活血方：补骨脂 15 g、骨碎补 10 g、杜仲 15 g、淫羊藿 10 g、枸杞 15 g、熟地黄 15 g、肉苁蓉 10 g、鹿角胶 10 g、巴戟天 10 g、菟丝子 15 g、狗脊 15 g、续断 15 g、制附子 6 g、田三七 15 g、丹参 15 g、鸡血藤 10 g。临床研究治疗 3 个月，总有效率为 85.7 %，腰椎骨密度升高幅度明显。【中医药导报，2012，18（4）】

补肾填精活血方：杜仲 15 g、续断 15 g、桑寄生 10 g、淫羊藿 15 g、补骨脂 15 g、山茱萸 10 g、丹参 10 g、鸡血藤 30 g、骨碎补 30 g、牛膝 30 g、黄芪 30 g、白术 10 g、茯苓 20 g、炙甘草 5 g。临床研究治疗 24 周后，总有效率治疗组为 93.5 %。【中医药导报，2012】

补肾填精生髓汤：熟地黄、炙鳖甲、龟板、盐黄柏、太子参、白术、茯苓、山药、山茱萸、怀牛膝、金毛狗脊、杜仲、猪脊髓 1 条。临床研究治疗 2 月后，骨密度测量均高于治疗前，有效率治疗组为 94.23 %。【中医学报，2011，12】

壮骨通络宝：补骨脂 8 g、杜仲 6 g、炙龟板 8 g、鹿角胶 6 g、生牡蛎 15 g、牡丹皮 6 g、三七粉 1.5 g、丹参 15 g、川牛膝 8 g、葛根 15 g、炙甘草 3 g。临床研究治疗 3 月后，有效率为 92.5 %，且无明显不良反应。【中医学报，2011，8（26）】

二仙汤：制仙茅 10 g、淫羊藿 15 g、巴天戟 15 g、山茱萸 10 g、熟地黄 30 g、大枣 30 g、知母 15 g、黄柏 10 g、当归 5 g、炙甘草 3 g、山药 15 g、骨碎补 15 g、牛膝 10 g。临床研究治疗 2 个月后，总有效率为 97.1 %。【当代医药论丛，2014，12（7）】

补中桂枝汤：黄芪30 g、党参30 g、炙升麻12 g、柴胡12 g、当归15 g、桂枝15 g、白芍15 g、川芎12 g、淫羊藿15 g、怀牛膝15 g、杜仲12 g、细辛5 g、甘草3 g。临床研究30例，治疗2月后，治疗组的总有效率为93.3 %。【环球中医药，2013，6（4）】

强骨固松汤：仙灵脾10 g、狗脊10 g、川断10 g、骨碎补10 g、杜仲10 g、玉竹10 g、黄精10 g、北沙参15 g、山药10 g。临床研究，患者治疗前后生化指标发生显著变化，治疗总有效率为88.3 %，观察组患者生存质量总得分（135±9）分，较高。【中国现代医生，2013，51（16）】

独活寄生汤：独活15 g、桑寄生15 g、杜仲15 g、牛膝15 g、细辛3 g、防风10 g、秦艽15 g、当归15 g、川芎6 g、生地15 g、白芍15 g、人参20 g、茯苓15 g、桂枝5 g。临床研究57例，治疗3个月后，有效率为85.0 %。【中医药导报，2010，16（8）】

补肾健脾方：党参10 g、白术5 g、仙灵脾20 g、鹿角胶10 g、杜仲15 g、巴戟天10 g、川续断10 g、黄芪15 g、白术10 g、龟板10 g、牡蛎30 g、当归10 g、五味子9 g、全蝎6 g、蜈蚣2 g、伸筋草5 g、威灵仙5 g。临床研究30例，治疗3个月后，总有效率为86.7 %。【咸宁学院学报（医学版），2009，23（6）】

补肾健脾壮骨饮：紫河车12 g、山药15 g、赤、白芍各12 g、当归10 g、黄芪20 g、党参12 g、甘草6 g、炒白术10 g、茯苓10 g、山茱萸10 g、蛇床子12 g、柴胡9 g、杜仲15 g、淫羊藿12 g、补骨脂15 g、牛膝20 g、全蝎9 g、仙灵脾10 g、三七10 g、三棱3 g、水蛭3 g。临床研究100例治疗12周后总有效率为94.0 %，且治疗组的腰椎（L2～L4），股骨颈BMD有明显提高，且治疗组治疗前后ALP指标明显下降。【中医药学报，2011，39（1）】

柔肝健脾汤：党参12 g、炒白术10 g、茯苓10 g、黄芪20 g、山茱萸10 g、枸杞子12 g、山药15 g、甘草6 g、赤、白芍各12 g、当归10 g、柴胡9 g、枳壳12 g、制附子9 g、川杜仲12 g、淫羊藿12 g、补骨脂15 g、丹参20 g、全蝎9 g、仙灵脾10 g、紫河车12 g、龟板12 g、三七10 g。临床研究总有效率治疗组为93.8 %。检测治疗前后骨源性碱性磷酸酶及尿脱氧吡啶啉变化情况，BAP及尿DPD/cr于治疗后6个月时均显著降低。骨密度测定6个月有一定升高。【中国现代医生，2009，47（3）】

十四味建中汤：茯苓、当归、川芎、炙甘草、白芍各9～15 g，人参（或党参）20～30g、半夏、炮附子、肉桂各5～9g，麦冬、炙黄芪、肉苁蓉、熟地各15～25g。临床研究连续治疗2个月，观察治疗前后骨密度和临床症状改善情况：在提高骨密度和改善临床症状方面均显著高于服用补肾六味地黄汤者。【淮海医药，2010，20（5）】

抗疏健骨方：仙灵脾15g、丹参12g、蛰虫9g、白术18g、太白三七12g。临床研究54例治疗3个月后，治疗显效率和总有效率分别为48.1％和83.3％。【陕西中医，2005，26（8）】

鹿仙强骨汤：鹿角胶10g（另烊）、仙灵脾10g、杜仲15g、山萸肉12g、白术12g、巴戟15g、山药15g、茯苓15g、菟丝子20g、牡丹皮6g、枸杞子10g、泽泻6g。临床研究总有效率86.7％。【内蒙古中医药，2010（05）】

补肾活血汤：淫羊藿15g、丹参20g、杜仲15g、狗脊20g、补骨脂15g、白术15g、茯苓20g、黄芪30g、当归15g、陈皮10g、乳香10g、没药10g、延胡索15g、炙甘草6g。临床研究80例治疗一个月后，患者疼痛和改善次症方面明显改善。【中医药导报，2005，11（7）】

补肾活血汤：淫羊藿15g、骨碎补15g、补骨脂15g、杜仲10g、续断10g、山萸肉12g、熟地黄12g、葛根10g、丹参10g、当归10g、鸡血藤10g、甘草6g。临床研究总有效率为80.56％，临床综合疗效：腰背疼痛强度降低，中医证候疗效明显，各中医证候积分的改善均有改善。【云南中医学院学报，2013】

四君逐瘀汤：桃仁、红花、五灵脂、没药、香附、羌活、秦艽、地龙、川芎、白术、茯苓各10g，牛膝、当归、党参各10g，甘草5g。临床研究40例总有效率87.5％。【江苏中医药，2013，45（1）】

补肾活血汤：骨碎补30g、仙灵脾30g、熟地20g、补骨脂15g、怀牛膝20g、杜仲20g、当归12g、蜈蚣2条、苏木15g。临床研究60例综合效果达到93.0％，且安全指标没有出现异常。【海军医学杂志，2014，35（3）】

温肾壮骨汤：淫羊藿15g、蛇床子12g、骨碎补15g、黄芪30g、葛根20g、甘草5g、白芍15g、桂枝12g、三七粉3g（冲服）。临床研究治疗后，有效率较高，用药未见明显不良反应。用药时间12～24周，方能取得比较好的疗效。【吉林中医药，2011，31（7）】

密骨汤：仙茅15g、黄芪20g、巴戟天15g、骨碎补15g、补骨脂15g、紫河车15g、龟板15g、当归15g、乌梢蛇15g、熟地黄20g、田三七10g、怀牛膝15g、生牡蛎30g、全蝎10g、川芎10g。临床研究总有效率

91.67%，骨密度有较大增加。【中国现代医生，2007，45（24）】

补肾活血汤：甘草5g、鸡血藤10g、当归10g、丹参10g、葛根10g、熟地黄12g、山萸肉12g、续断10g、杜仲10g、补骨脂15g、骨碎补15g、淫羊藿15g。临床研究总有效率为84.38%，骨密度显著增加。【健康必读，2013，12（10）】

骨康方：仙灵脾15g，北芪15g，杜仲15g，骨碎补15g，补骨脂15g，紫河车15g，龟板15g，熟地15g，当归10g，田七10g，川芎10g，牛膝15g，全蝎10g，乌蛇15g，生牡蛎30g。临床研究采总有效率95.6%，骨密度有较大增加。提示骨康液能改善原发性骨质疏松症患者临床症状，增加骨密度，减少骨流失。【中国中医骨伤科杂志，2004，12（3）】

健骨愈疏汤：西潞15g、补骨脂12g、紫河车12g、仙灵脾12g、炒白术12g、炙黄芪15g、当归6g、丹参15g、炙甘草6g。临床研究骨密度定量测定有明显提高，疼痛症状改善明显，总有效率为见92.66%。【中医正骨，2005，17（2）】

2.3　中成药

（1）仙灵骨葆胶囊。主要成分：由淫羊藿、补骨脂、续断、地黄、知母等组成。临床研究治疗后症状积分均明显降低，症状缓解较明显。治疗后股骨三个部位的骨密度均较前好转，对腰椎的骨密度没有明显的改善。【中国中医骨伤杂志，2009，17（3）】

（2）强骨胶囊。主要成分：骨碎补总黄酮。功能主治：补肾壮骨，强筋，止痛。用于原发性骨质疏松症，骨量减少患者的肾阳虚症候。临床研究治疗后162例，中医证候总有效率为95.08%，愈显率为60.66%；中医证候疗效明显改善。骨痛的总有效率为91.08%。【中国中医药信息杂志，2004，11（6）】

（3）固本壮骨胶囊。由续断的醇提取物—续断总甙制备而成。临床研究治疗后有明确疗效，在改善腰膝酸软和步履艰难疗效明显。各部位3个月和6个月的骨密度有明显改变，在提高腰椎骨密度方面疗效明显，无明显不良反应。【中国中医骨伤科杂志，2005，13（4）】

（4）金天格胶囊。其原料药又称为人工虎骨。临床研究治疗3个月后，治疗原发性骨质疏松症660例，显效率分别为29.17%，30.83%，33.33%，27.50%，35.00%，总有效率分别为88.34%，84.16%，80.83%，80.83%，83.33%，不同程度提高骨密度；治疗后腰背疼痛、腰膝酸软、下肢酸痛等改

善明显。【中国骨质疏松杂志, 2005, 11（4）】

（5）密骨胶囊。由何首乌、黄芪、骨碎补等组成。功能主治：补肾壮骨，益气健脾。临床研究治疗六个月后主症次症均有明显疗效。【中国中医骨伤科杂志, 2006, 14（5）】

（6）密骨颗粒。由熟地、人参、鹿角胶等组成。临床研究治疗 40 例，显效 32 例占 80%，总有效率为 92.5%。【中医药学刊, 2003, 21（7）】

（7）骨疏康胶囊。由淫羊藿、熟地黄、黄芪、丹参、骨碎补等组成。临床研究 240 例患者，总有效率为 86.667%，显效率为 7.619%，血钙治疗前后自身比较，均有上升。【006 国际骨质疏松——骨与关节大会论文集, 2007（06）】

（8）骨疏康颗粒。由淫羊藿、熟地、黄芪、丹参、骨碎补等组成。功效：补肾填精壮骨，益气养血化瘀。临床研究，治疗原发性骨质疏松症 133 例，疗程 3 个月，消除腰背痛的有效率为 92.5%。骨密度值升高 $\geq 0.069 /cm^2$ 的例数为 102 例，占 76.69%，按方案中疗效判定标准，对观察人群骨质疏松症治疗的总有效率为 92.5%，显效率为 76.69%。【中医药学刊, 2001, 19（5）】

2.4　单味中药治疗

（1）淫羊藿，味辛、甘，性温，归肝、肾经，具有补肾阳，强筋骨，祛风湿的作用。现代药理研究显示，该药具有雄激素样作用，能促进骨髓细胞 DNA 合成，促进骨组织蛋白质合成及促进成骨细胞生长等作用，并且还对破骨细胞有直接的抑制作用，能够对抗动物去卵巢、去睾丸及长期大剂量服用肾上腺皮质激素所引起的骨质疏松症。淫羊藿抗骨质疏松的有效化学成分主要是黄酮类化合物（属于植物性激素），能和骨组织中雌激素 B 受体结合，通过抑制破骨细胞活性与骨吸收过程，维持成骨细胞和破骨细胞的动态平衡，从而有效地预防骨质疏松。【中国骨质疏松杂志, 2012, 18（7）】

（2）蛇床子，味辛、苦，性温，有小毒，归肾经，具有温肾助阳、祛风、燥湿之功效。现代药理研究示，蛇床子素在大鼠体内能明显抑制去卵巢诱导的骨高转换，防止骨钙丢失，具抗骨质疏松的作用。蛇床子中的主要化学成分为香豆素类化合物，并且总香豆素（TCFC）具有保护和增强大鼠垂体郑肾上腺皮质轴和肾阳虚大鼠腺垂体郑甲状腺轴功能。TCFC 能提高去卵巢大鼠血清 E2、骨钙素（BGP）和降钙素（CT）浓度，降低血磷含量和血清碱性磷酸酶（ALP）活性，增加子宫重量和股骨干骺端骨密度。ECTC 在一定范围内能够抑制 OB 自发地或在脂多糖及细胞因子刺激下产生 NO，IL-1。蛇床子素（OST）可促进新生大鼠颅盖骨成骨细胞的增殖、碱性磷酸酶活性和胶原合成，其对成骨细胞的增殖作用比依普黄酮强，但对胶原合成的作用弱于依普黄酮，提示蛇床子素通过增加成骨细胞数量，促进细胞胶原蛋白及碱性磷酸酶的合成而促进成骨作用。OST可以主要上调大鼠成骨细胞中骨保护素（OPG）基因的表达，同时轻微降低核因子月受体激活因子配体（RANKL）的表达，提高OPG/RANKL的比率，继而达到抑制OC的分化和活性，使骨吸收降低，进一步证实其有抑制破骨细胞骨吸收的作用。【天津中医药，2009，26（6）】

（3）丹参，味苦，性微寒，归心、肝经，具有祛瘀止痛，活血通经，清心除烦的作用。其主要化学成分为水溶性和脂溶性两大类，水溶性成分主要是丹参素，脂溶性成分为菲醌衍生物。其中丹参醌有较强的雌激素活性，对骨折愈合也有促进作用，故具有抗OP活性。丹参水提物能完全对抗由泼尼松所致的骨指标异常，其作用表现为骨干重量、骨无机质钙盐和有机质羟脯氨酸的含量明显增加；骨形态计量学分析发现骨量提高、骨结构改善，骨小梁表面破骨细胞的数目和周长均降低，骨形成率增加；体外成骨细胞培养实验发现成骨细胞活性提高，ALP分泌增加。并认为DWE防治OP的有效成分可能是丹参素，其作用机制主要是通过抑制骨吸收，促进成骨细胞功能，促进骨基质合成；还可能抑制骨髓脂质代谢，从而改善骨结构。【中国骨质疏松杂志，2012，18（7）】

（4）骨碎补，味苦，性温，归肝、肾经，具有补肾强骨，续伤止痛的功效。其所含成分有双氢黄酮苷、橙皮苷、原儿茶酸等。骨碎补总黄酮可能是其抗成骨细胞的主要成分，具有良好的促进骨形成，防止骨丢失作用。骨碎补对细胞表型分化有调节作用，能促进间充质细胞向成骨细胞系及成软骨细胞系分化，并能增进其合成活性。在促进骨愈合的意义上，骨碎补对TGF-β1mRNA、BMP-2mRNA基因表达具有有益的调节作用。骨碎补能增加骨痂厚度，提高骨折愈合质量，增加TGF-β1在骨痂组织中的表达。TGF-β1能够促进OB增殖，促进骨形成，减少骨量丢失。骨碎补能明显提高去卵巢大鼠的骨密度，对血清肿瘤坏死因子α（TNFα）、白细胞介素6（IL-6）水平有抑制作用，对白细胞介素4（IL-4）分泌有促进作用。【天津中医药，2009，26（6）】

（5）怀牛膝，性味苦、酸、平，归肝、肾经，具有补肝肾、强筋骨、逐瘀通经、引血下行之功。已广泛用于治疗骨质疏松，其主要活性成分是甾酮类化合物，包括蜕皮甾酮和牛膝甾酮等。怀牛膝现代实验研究表明，怀牛膝能明显增加维甲酸所致大鼠的自发活动数和骨密度，使血钙、血磷、骨钙、骨磷以及骨胶原蛋白含量增加，血ALP活性降低；怀牛膝能明显阻止维甲酸所致大鼠骨矿质的丢失，增加其骨中有机质的含量，提高骨密度。怀牛膝水煎液还能显著提高维甲酸所致的骨质疏松大鼠股骨中羟脯氨酸的含量，说明怀牛膝对实验动物骨组织有机质的合成具有明显的促进作用。怀牛膝的提取物对成骨样细胞 UMR106 的增殖具有促进作用，从而对骨质疏松起到治疗作用。【中国骨质疏松杂志，2012，18（7）】

（6）杜仲味甘，性温，归肝、肾经，具有补肝肾、强筋骨、安胎之功效。现代研究证实，杜仲提取物具有雌激素样作用，能提高骨密度、抑制骨吸收、调节骨代谢功能的药效作用，可促进成骨细胞增殖和碱性磷酸酶分泌，可阻止糖尿病合并去势大鼠骨丢失。杜仲能诱导体外分离纯化培养的羊骨髓间充质干细胞向成骨细胞方向分化增殖，同时抑制其向脂肪细胞分化，实现双向调节作用。通过实验研究发现，杜仲叶活性部位 I 可以上调成骨细胞护骨素（OPG）与下调破骨细胞分化因子 ODF 的表达量，明显提高 OPG/ODF 比值，有效促进成骨作用。

（7）补骨脂，味苦、辛，性温，归肾、脾经，具有补肾壮阳、固精缩尿、温脾止泻、纳气平喘的功效。补骨脂的主要化学成分是香豆素类和黄酮类化合物，还含有植物雌激素类物质和 Ca、P、Zn、Mn 等微量元素。黄酮类和雌激素在临床及试验研究中都已被证实对骨质疏松症有肯定疗效。而 Zn、Mn 等微量元素在体外条件下对成骨细胞的生长分化有明显的促进作用。现代药物实验研究表明，较高浓度补骨脂对分离破骨细胞性骨吸收有抑制作用，它抑制了骨吸收陷窝的增加和扩大。补骨脂中的有效成分异补骨脂素能显著促进骨髓间充质干细胞（BMSCs）的成骨性分化，从而起到抗骨质疏松的作用。【天津中医药，2009，26（6）】

（8）葛根，味甘、辛，性凉，归脾、胃经，具解肌退热、透发 麻疹、生津止渴、升阳止泻的作用。所含有效成分主要为黄酮类化合物，包括大豆苷、葛根素、金雀异黄素等，其中大豆苷和葛根素具有弱雌激素样作用。葛根能促进 OB 合成分泌 ALP，能造成体外培养的 OC 空泡性变化，减少骨吸收陷窝面积的培养液上清液中 Ca^{2+} 含量。葛根的弱雌激素样作用能减少骨吸收，促进骨形成，增加骨密度，而在刺激子宫组织增生的不良反应方面又较雌激素轻。能使骨矿总量、骨密度、股骨及胫骨相对体积质量、股骨钙盐密度、股骨最大负荷、股骨结构强度等参数明显提高，且可使大鼠子宫重量增加。提示对去卵巢引起的大鼠骨质疏松症有明显的防治作用。【中国骨质疏松杂志，2012，18（7）】

（9）续断，味苦、辛，性微温，归肝、肾经，具有补肝肾，强筋骨，续折伤，止崩漏的作用。卿茂盛等观察了续断对大鼠去卵巢骨质疏松性骨折愈合中生物力学性能的影响，发现续断能改善骨质疏松性骨折愈合骨痂的生物力学性能，具有一定的促进骨折愈合的作用。王威等研究续断含药血清对体外培养的成骨细胞增殖和骨基质蛋白产生的影响，结果发现续断的含药血清具有刺激骨基质蛋白（碱性磷酸酶和骨钙素）生成和分泌的作用，并具有刺激骨细胞增殖的作用，这种做用在雌性大鼠的血清中表达强于雄性大鼠。陈小砖等研究续断提取液对卵巢大鼠骨质疏松的骨形态计量学影响，结果表明续断提取液治疗后骨量明显增加，骨结构明显改善，且其疗效是由于能抑制骨吸收与骨形成，降低骨高转换率，总体上抑制骨吸收大于骨形成，表明续断对骨质疏松症具有部分治疗作用。【天津中医药，2009，26（6）】

（10）黄芪味甘，性微温，归肺、脾经，具有补气固表，利水退肿，托毒生肌的作用，为补气健脾药。黄芪的酒精提取物主要为黄芪总黄酮，含有多种黄酮苷元、山奈酚、槲皮素、异鼠李素等，可治一切气衰血虚之证。黄芪总黄酮能提高维甲酸致骨质疏松大鼠的骨密度，增强抗外力冲击的能力，其作用机理可能与拟雌激素样作用有关。刘心萍等观察了黄芪中总黄酮对维甲酸致大鼠骨质疏松模型的骨密度、生物力学的影响，结果黄芪总黄酮能提高维甲酸致骨质疏松大鼠的骨密度，增强抗外力冲击的能力；其作用机制可能与其拟雌激素样作用有关。【中国骨质疏松杂志，2012，18（7）】

（11）鹿茸，味甘、咸，性温，归肾、肝经。具有壮肾阳，益精血，强筋骨，调冲任，托疮毒的作用。鹿茸抗 OP 的物质基础主要是其所含有的性激素样（雌酮、雌二醇和磷脂类物质）；增加骨基质和促进骨生长作用的活性物质。赵文海等研究注射用鹿茸生长素对肾阳虚衰型骨质疏松的治疗，结果发现治疗前后骨密度明显提高，临床症状也有明显改善[74]。蒙海燕等研究鹿茸及鹿角胶对卵巢大鼠骨质疏松症的影响，结果发现鹿茸高剂量组及鹿角胶组能显著提高去卵巢大鼠的骨密度、骨矿物质含量及 BGP，降低 ALP 含量，显著增加骨小梁宽度及骨小梁面积百分比，成骨细胞数增加显著，破骨细胞数显著降低；鹿茸低剂量组的效果不及鹿茸高剂量组明显。表明了鹿茸及鹿角胶对去卵巢所致的大鼠骨质疏松症具有拮抗作用。【天津中医药，2009，26（6）】

（12）山茱萸，味酸、涩，性微温，归肝、肾经，具有补益肝肾、涩精固脱的作用，是临床上防治骨质疏松的常用中药。用山茱萸水提液治疗 SAM-P/6 骨质疏松模型小鼠。连续给药两周，取动物股骨切片，在电子显微镜下利用电子计算机进行图象分析。测定骨小梁面积、骨皮质厚度和骨细胞数。结果显示山茱萸水提液能显著增加骨小梁面积、骨皮质厚度和骨细胞数，有抗骨质疏松的作用。此外，天花粉、石斛、苍术、黄精、栀子、桑叶等中药均被研究证实有改善糖耐量，增加胰岛素敏感性等作用。【中国骨质疏松杂志，2012，18（7）】

2.5　非药物治疗

①中药外敷：中药外敷对于原发性骨质疏松患者具有一定的调节作用。中药外敷法是指将新鲜中草药切碎、捣烂，或将中药末加辅形剂调匀成糊状，敷于患处或穴位的方法称敷药法。具有舒筋活络、祛瘀生新、消肿止痛、清热解毒、拔毒等功效。

②中药电渗：中药电渗对于原发性骨质疏松患者具有一定的调节作用。电渗（等幅中频交流电）有增强人体皮肤及组织通透性的作用，使外用药物通过药物浓度扩散，更多地通过皮肤的组织间隙进入人体内发挥作用。其作用机制是药物透入皮肤后，在皮内形成药物分子堆，逐渐释放有效成分进入循环，起到局部和全身性治疗作用。等幅中频交流电具有透入药物能力强，对药物的物理、化学性质无严格要求等特点。

③中药熏蒸：中药熏蒸对于原发性骨质疏松患者具有一定的调节作用。也被称为中药蒸煮疗法、中药汽浴疗、药透疗法，热雾疗法等。